DAS ERFOLGSPROGRAMM VON BORIS SCHWARZ

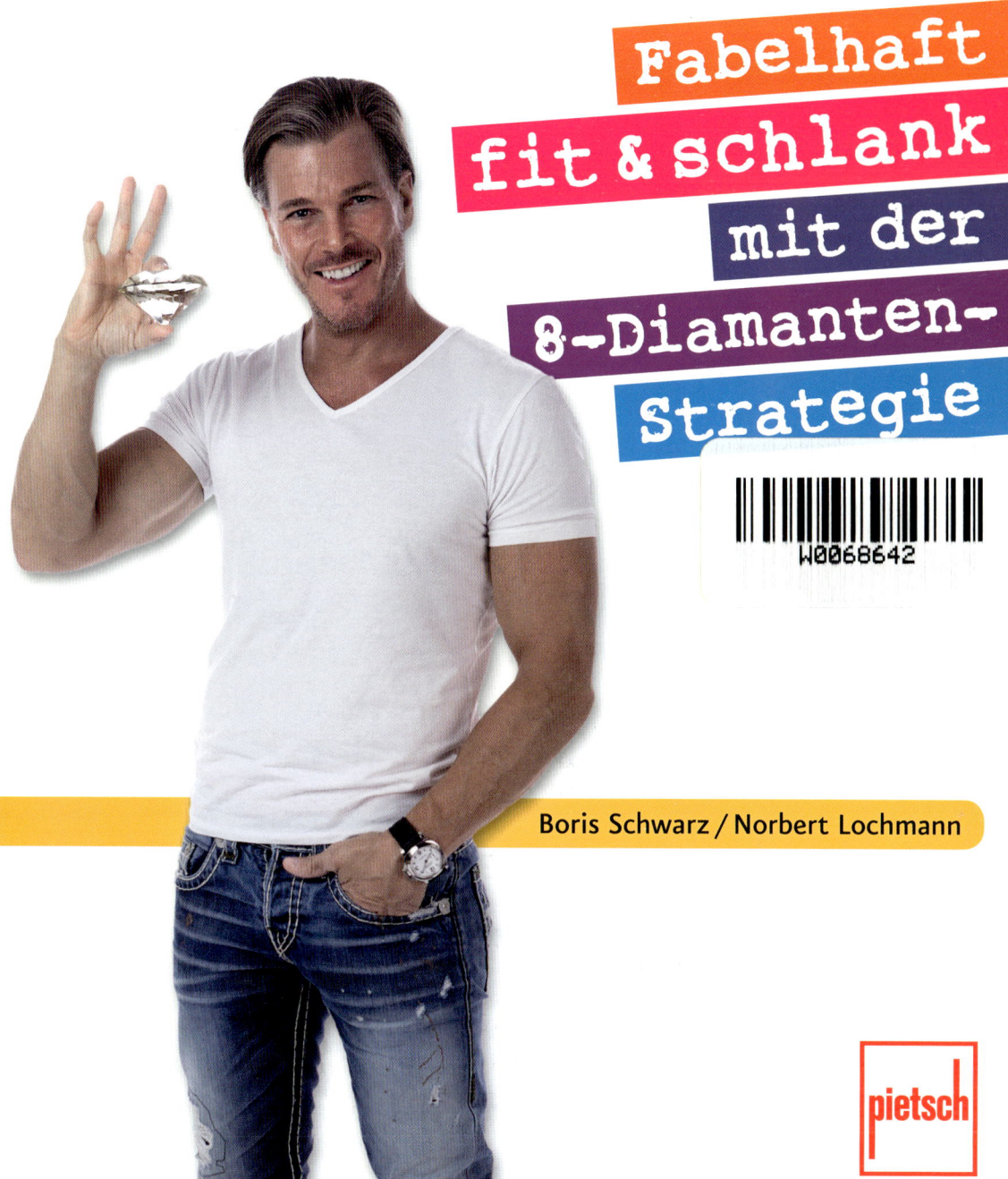

Fabelhaft fit & schlank. mit der 8-Diamanten-Strategie

Boris Schwarz / Norbert Lochmann

pietsch

Einbandgestaltung: Patricia Braun, www.patriciabraun.de

Idee und Konzeption: Boris Schwarz und Norbert Lochmann
Text: Boris Schwarz
Fotos: Norbert Lochmann, Portrait- und Kunstphotography, www.photowelt-lochmann.de

ISBN 978-3-613-50820-0

1. Auflage 2016

Eine erste Auflage dieses Buches ist erschienen unter dem Titel
Schlank & Fit mit der 8 Diamanten-Strategie

Sie finden uns im Internet unter: **www.pietsch-verlag.de**

Lektorat: Dr. Anke Susanne Hoffmann, Susanne Fischer
Innengestaltung: Petra Pawletko
Druck und Bindung: Graspo CZ, 76302 Zlin
Printed in Czech Republic

INHALT

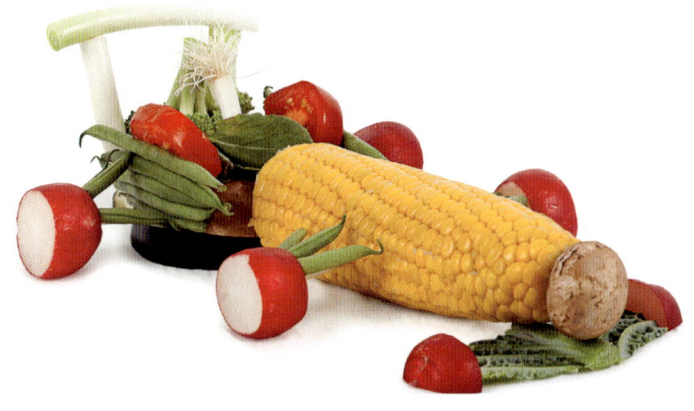

1.
VORWORT

Liebe Leserin, lieber Leser,

kaum ein Thema ist in unserer Gesellschaft präsenter als gesunde Ernährung und schlank sein. Kein Wunder, sind doch die Prognosen für die nächsten Jahre kein »Zuckerschlecken«. Krankheiten wie Bluthochdruck und Diabetes werden weiterhin zunehmen. Häufiger Auslöser hierfür: Übergewicht resultierend aus falscher Ernährung und Bewegungsmangel.

Doch wie sehr beschäftigt sich der »moderne« Mensch mit den Funktionsweisen seines Körpers? Was weiß er tatsächlich über Ernährung, Training und Abnehmen?

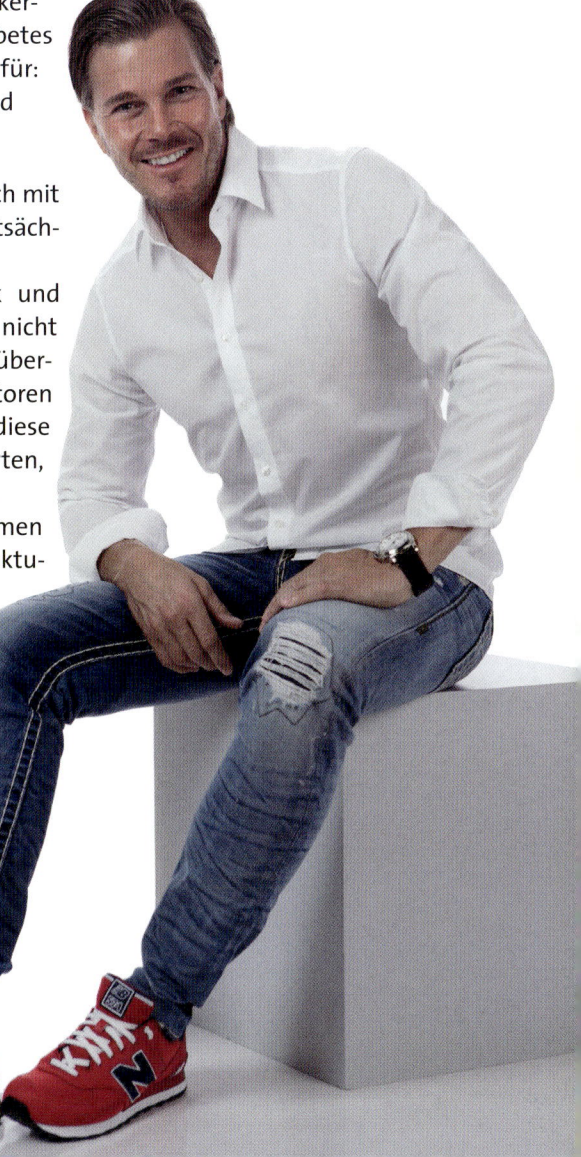

Warum machen die falschen Kohlenhydrate dick und krank? Warum ist Eiweiß so wichtig? Warum sind nicht alle Fette schlecht und Wasser der Schlankmacher überhaupt? Was lässt Muskeln zu Fettverbrennungsmotoren werden? Und was ist überhaupt Muskelkater? All diese Fragen können die wenigsten Menschen beantworten, da sie sich häufig mit anderen Dingen beschäftigen.

Die Herren der Schöpfung widmen sich lieber Themen wie Fußball, Autos und Computern. Sie kennen die aktuellen Ergebnisse, wissen welches Auto wann auf den Markt kommt und wie ihr Computer funktioniert.

Die Damen achten sehr auf ihr Äußeres, gehen ins Kosmetikinstitut, zum Friseur und zur Nagelpflege, tragen Designerkleidung und -schmuck, kaufen tolle Schuhe und wissen, welche Mode »Frau« gerade trägt.

Da Sie dieses Buch in Ihren Händen halten, gehören Sie offensichtlich zu den Menschen, die daran interessiert sind, mehr über die Funktionsweisen Ihres Körpers zu erfahren.

Sehr gut – den Anfang haben Sie gemacht!

Der Anfang ist die Hälfte des Ganzen.

Aristoteles

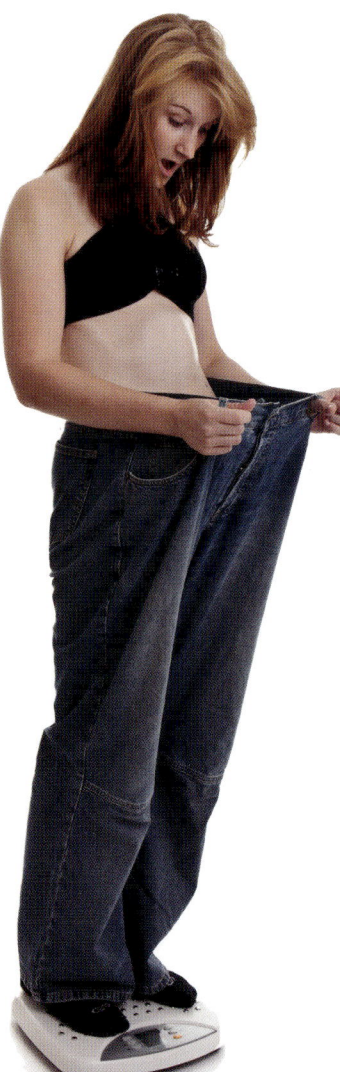

Möglicherweise treiben Sie mehr oder weniger regelmäßig Sport, ernähren sich »gesund« und nehmen trotzdem nicht ab? Oder Sie haben bereits unzählige Diäten ausprobiert und bringen kurze Zeit später mehr Gewicht auf die Waage als vorher? Und lassen Sie mich raten, mit jeder Diät wird es schwieriger abzunehmen?

Trifft dies auf Sie zu, dann streichen Sie das Wort Diät aus Ihrem Wortschatz und fangen Sie an, mit meinem Erfolgsprogramm, der »8-Diamanten-Strategie«, dauerhaft abzunehmen. Erfahren Sie in meinem Buch, wie Sie Ihre Ernährungsweise ganz leicht umstellen können und mit ein paar einfachen Tricks zu Ihrem Wunschgewicht gelangen.

Aus meiner Tätigkeit als Vortragsredner und Trainer weiß ich, dass die meisten Menschen, die ihr Leben verändern möchten, nicht mit Fremdwörtern überschüttet werden möchten, sondern vielmehr Tipps benötigen, die sich leicht in ihren Alltag integrieren lassen. Ich verspreche Ihnen, dass ich Sie auf den folgenden Seiten nicht mit sperrigen Zungenbrechern überfrachten werde.

Mein Ziel ist es, Ihnen wissenschaftlich fundierte Erkenntnisse, gepaart mit meinen Erfahrungen aus gut 20 Jahren Trainertätigkeit in verständlicher Weise zu vermitteln.

Und dies ganz nach dem Motto: Was mit wenigen Worten gesagt werden kann, muss nicht mit vielen gesagt werden. Dies bedeutet, dass ich mich auf die wichtigsten Prozesse und Funktionen Ihres Körpers beschränken möchte, ohne Doppelbindungen hinter der Kommastelle aufzuschlüsseln oder wissenschaftlich in die Tiefen der Ernährungs- und Sportwissenschaften vorzudringen. Einverstanden?

Übrigens: Die Worte Sie, Ihr und Ihre, also kurz die Sie-Form, werden Sie letztmalig auf dieser Seite finden, da ich ab jetzt in der Du-Form weiterschreiben werde. Gehirnforscher haben festgestellt, dass Informationen, die in der Du-Form gesendet werden, besser von deinem Unterbewusstsein aufgenommen werden. Dies hat für dich den Vorteil, dass du in der Lage bist, Dinge besser zu verinnerlichen und letztlich erfolgreicher umzusetzen. Ich hoffe, das ist okay für dich?

Und nun wünsche ich dir viel Spaß und Erfolg mit meinem Erfolgsprogramm, der »8-Diamanten-Strategie«.

Mit fabelhaften Grüßen,
dein Boris Schwarz

2.
EINLEITUNG

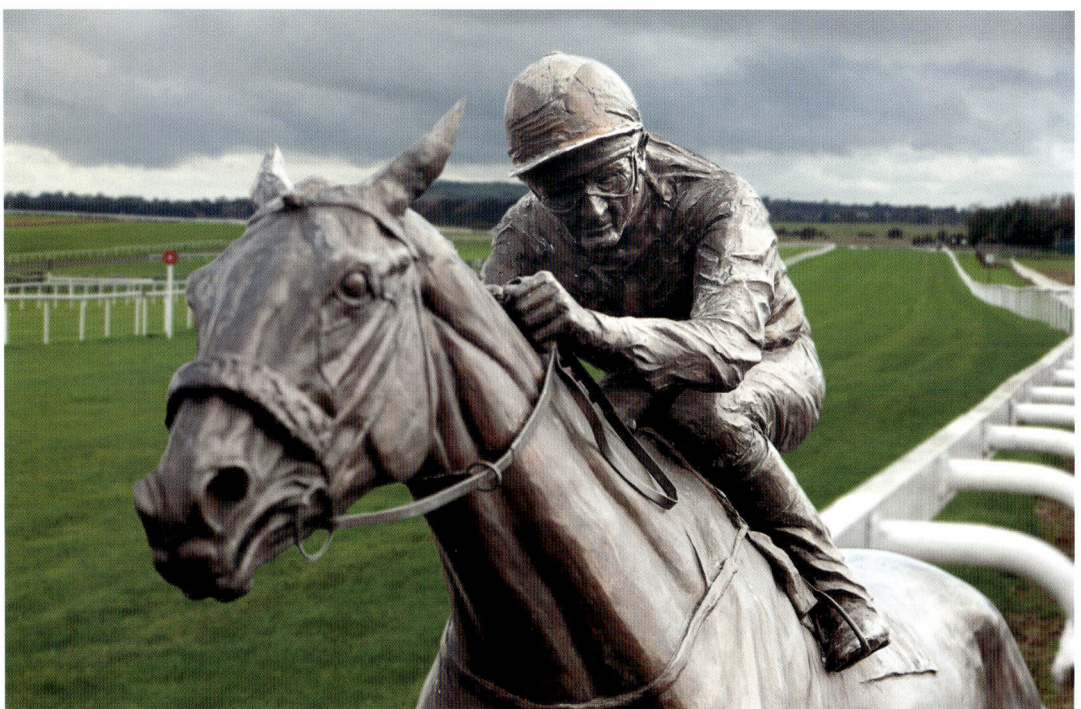

Lass deine Fantasie spielen: Stell dir bitte vor, du wärst Besitzer des erfolgreichsten Rennpferdes auf Erden und dir würde ein Kaufangebot eines US-Rennstalls über 100 Million Dollar vorliegen.

Da du bereits bei der Geburt deines Pferdes dabei warst, es hast aufwachsen sehen und es fest in dein Herz geschlossen hast, möchtest du es auf keinen Fall verkaufen. Darüber hinaus bist du dir sicher, dass du in den nächsten zwei Jahren locker 100 Millionen Dollar mit deinem Pferd verdienen wirst. Du lehnst also ohne zu zögern das Kaufangebot ab.

Frage:
Würdest du deinem Pferd erlauben, dass es
- raucht?
- Alkohol trinkt?
- nächtelang durchfeiert?
- Fastfood isst?
- täglich zuckerhaltige Getränke in sich hinein-schüttet?
- trainingsfaul ist oder überhaupt nicht trai-niert?

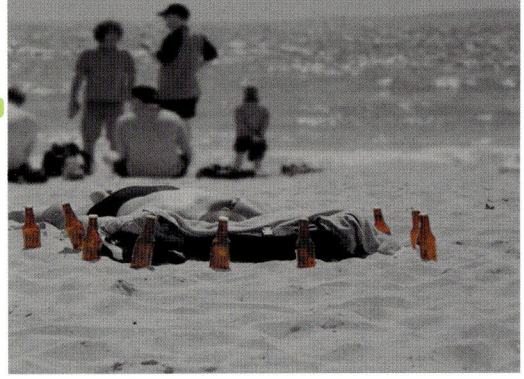
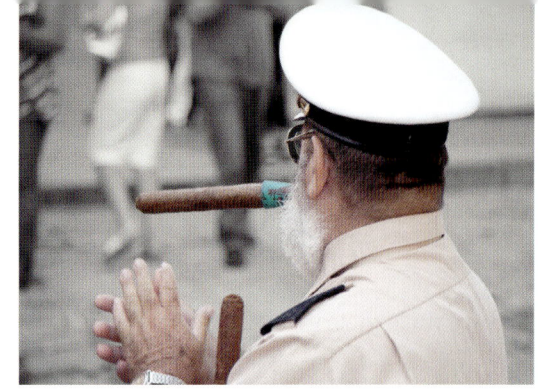
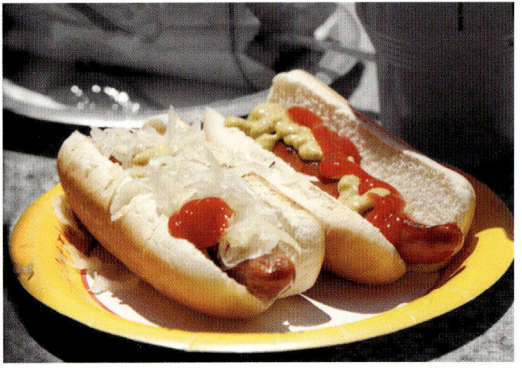
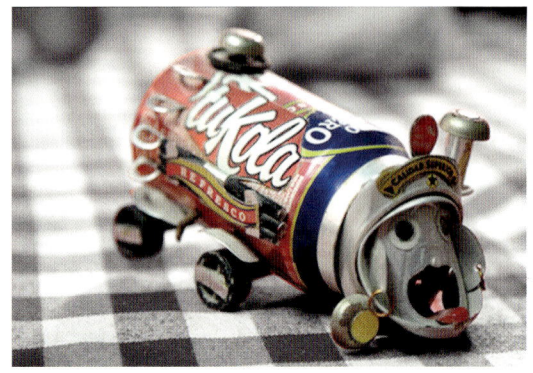

Sicherlich nicht.

Ich schätze, du würdest dafür sorgen, dass

- es den besten Hafer auf diesem Erdball erhält,
- zusätzlich Vitamine und Nahrungsergänzungsmittel bekommt,
- reinstes Quellwasser trinkt,
- es vom besten Pferde-Tierarzt der Welt betreut wird,
- den richtigen Trainingsumfang absolviert
- genügend schläft.
- Und überhaupt, dass es bei bester Gesundheit ist.

Die Gesundheit deines Pferdes liegt ganz allein in deinen Händen. Wie deine eigene.

Und wie viel Rennpferd steckt in dir? Wie gehst du mit deinem Körper um? Wie wertvoll bist du dir selbst? Du alleine bist für deinen Körper verantwortlich.

Du hast es in der Hand, was du trinkst, isst, welche Genussmittel du wann und in welcher Menge zu dir nimmst, ob du genügend schläfst und ob und wie oft du trainierst.

Ich lade dich nun ein, künftig ein Stück mehr Verantwortung für deinen Körper zu übernehmen und dein eigener Besitzer zu sein.

Tue deinem Leib
etwas Gutes,
damit deine Seele
Lust hat,
darin zu wohnen.

Teresa von Àvila

3.
EIWEISS ODER PROTEIN

Kennst du den Unterschied zwischen Eiweiß und Protein?

Es gibt keinen. Es sind einfach zwei Worte, die für ein und denselben Nährstoff stehen. Protein kommt aus dem Griechischen, bedeutet »grundlegend« (proteios) und ist abgeleitet von »erster« (protos), denn Proteine sind die Grundbausteine aller **Zellen**. Das Wort Protein wurde zunächst vor allem im englischsprachigen Raum verwendet und machte sich dann im Zuge der Anglisierung auch bei uns breit. Das Wort Eiweiß hingegen kommt in unserem Sprachgebrauch häufiger vor und ist auch in der deutschen Lebensmittelkennzeichnung Pflicht.

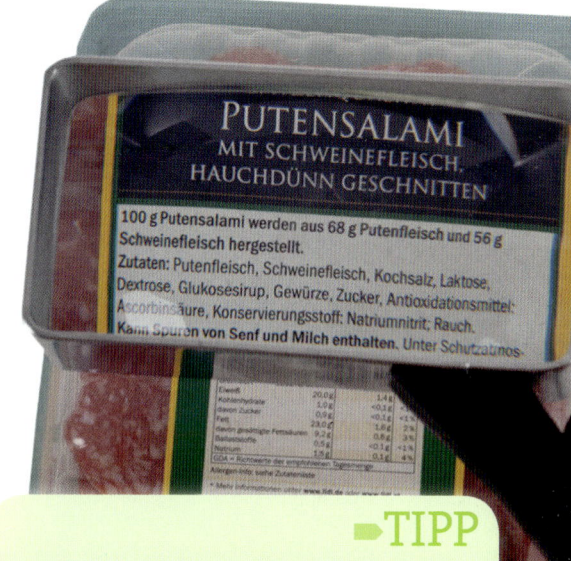

PUTENSALAMI
MIT SCHWEINEFLEISCH,
HAUCHDÜNN GESCHNITTEN

100 g Putensalami werden aus 68 g Putenfleisch und 56 g Schweinefleisch hergestellt.
Zutaten: Putenfleisch, Schweinefleisch, Kochsalz, Laktose, Dextrose, Glukosesirup, Gewürze, Zucker, Antioxidationsmittel: Ascorbinsäure, Konservierungsstoff: Natriumnitrit; Rauch. Kann Spuren von Senf und Milch enthalten. Unter Schutzatmos-

Die meisten Menschen sterben an ihren Medikamenten und nicht an ihren Krankheiten.

Jean-Baptiste Molière

➤TIPP

Werde Nahrungsmitteldetektiv, denn gesunde Ernährung beginnt bereits im Supermarkt. Heutzutage findest du auf fast allen Produkten Nährwertangaben. Und je häufiger du dich damit beschäftigst, desto häufiger wirst du feststellen, dass zum Beispiel nicht überall wo »light« drauf steht, auch »light« drin ist. Oder dass in Geflügelwurst auch Schweinefleisch enthalten sein kann. Und gehe nicht hungrig einkaufen, denn sonst landen womöglich Dinge in deinem Einkaufswagen, die du gar nicht kaufen wolltest.

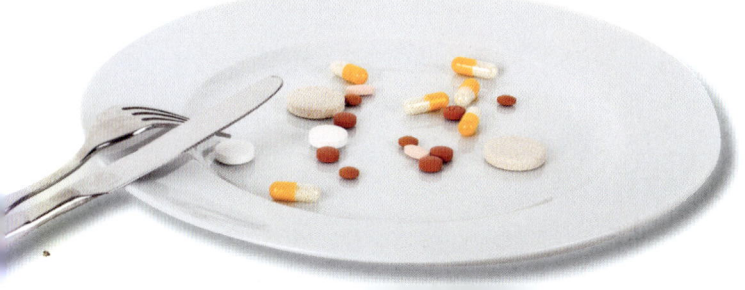

4.
KALORIEN UND JOULE

Was sind Kalorien?
Sie sind die veraltete Maßangabe für den Ener-
giegehalt von Lebensmitteln. Übrigens reden
wir häufig von Kalorien und meinen tatsächlich
Kilokalorien, denn eine Kilokalorie entspricht
1000 Kalorien.
1000 Kalorien (cal) = 1 Kilokalorie (kcal)

Und was sind Joule?
Joule oder auch Kilojoule sind die »neuere«
Form der Energieangabe.
1000 Joule (J) = 1 Kilojoule (KJ)

Ähnlich wie beim Auto die Pferdestärken (PS),
hat sich in unserem Sprachgebrauch die Kalorie
festgesetzt. Beim Auto wird die Leistung seit
Jahren in Kilowatt (KW) angegeben und dennoch reden die meisten Menschen noch von PS.
Wie unterschiedlich die Energiedichte eines
Lebensmittels sein kann und weshalb ich dich
zuvor eingeladen habe, Lebensmitteldetektiv
zu werden, soll folgende Frage verdeutlichen:
Was haben 68 g Butter und 700 g Kartoffeln gemeinsam? Was denkst du?

Beide liefern eine Energie von rund 500 kcal.
Und nun hoffe ich, du gehörst nicht zu den Menschen, die noch glauben, Kalorien seien kleine
Männchen, die nachts in den Schrank klettern
und die Kleidung enger nähen.

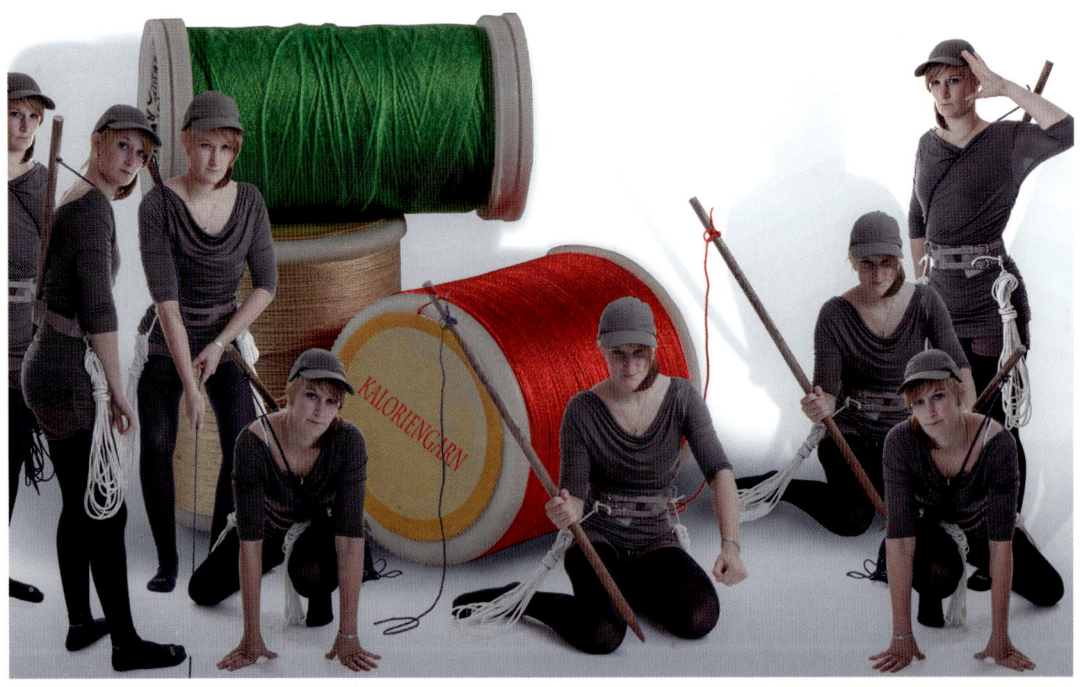

5.
EIWEISS – DER BAUSTEIN ALLEN LEBENS

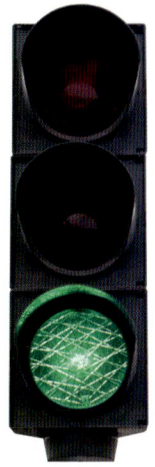

Apropos Kalorien, Eiweiß liefert je Gramm rund 4 kcal und gehört zur Familie der Nährstoffe.

Eiweiß wird von deinem Körper in kleinste Bausteine zerlegt, die wir Aminosäuren nennen. Diese wiederum dienen als Baustoff für zum Beispiel deine Muskulatur, dein Gehirn, die Hormonbildung und dein Immunsystem. Acht dieser Aminosäuren spielen eine so große Rolle in deinem Körper, dass ich sie gerne als das Sondereinsatzkommando beziehungsweise als die »acht Spezialisten« bezeichne.

Dem Thema Eiweiß möchte ich zu einem späteren Zeitpunkt ganz besondere Aufmerksamkeit schenken, weshalb ich direkt zum nächsten Nährstoff übergehe.

Vielleicht ist dir aufgefallen, dass ich Eiweiß eine grüne Ampel zugeordnet habe? Dies soll andeuten, dass du beim Verzehr von Eiweiß voll aufs Gas treten kannst, da es keine schlechten Quellen gibt. Vorausgesetzt, die Qualität stimmt.

Der nächste Nährstoff bekommt eine gelbe Ampel, was bedeuten soll, dass hier etwas Vorsicht geboten ist. Er ist, je nach körperlicher Aktivität, mehr oder weniger wichtig für deinen Körper. Und du solltest ein paar Dinge beachten, wie zum Beispiel die Tageszeit der Aufnahme und die Qualität dieses Nährstoffes. Es gibt ihn nämlich von guter und schlechter Qualität. Na, klingelt es schon? Weißt du, um welchen Nährstoff es sich handelt?

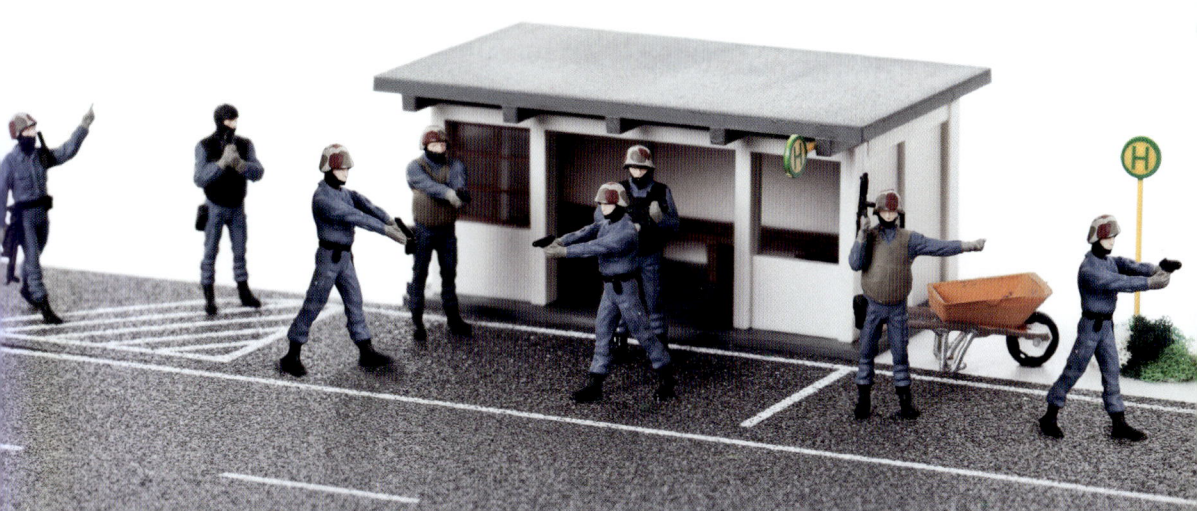

6.
DIE KOHLENHYDRATE –
DEIN MUSKELBENZIN

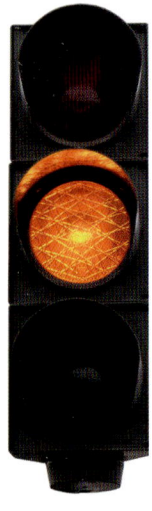

Was denkst du, wie viel Energie (kcal) hat ein Gramm Kohlenhydrate? Mehr, weniger oder gleich viel wie Eiweiß?
Es sind wie beim Eiweiß auch rund 4 kcal je Gramm.
Kohlenhydrate dienen als Energielieferant für deine Muskulatur, dein Gehirn und Nervensystem. Da ich Kohlenhydrate gerne als das Benzin deiner Muskeln bezeichne, vergleiche ich deine Muskulatur auch gerne mit dem Motor eines PKWs. Je nach Motortyp und Hubraum (Muskelanteil) und Fahrzeugart (Trainingsart) muss der richtige Kraftstoff verwendet werden.

6.1 DIE KRAFTSTOFFE

Auch dein Körper braucht je nach Trainingsziel unterschiedliche »Kraftstoffe«. Möchtest du eine kurze Strecke, wie zum Beispiel einen 100-Meter-Sprint absolvieren, gewinnt dein Körper seine Energie vorwiegend aus »schnellen« (kurzkettigen) Kohlenhydraten. Bei einem 10-Kilometer-Lauf hingegen aus »langsamen« (langkettigen) Kohlenhydraten und bei einem Marathon größtenteils aus Fetten.

Der Einfachheit halber unterscheide ich bei den Kohlenhydraten zwei verschiedene Kraftstoffarten, nämlich kurzkettige (schnelle) und langkettige (langsame). Die kurzkettigen möchte ich ab sofort nur noch »schlechte Kohlenhydrate« nennen und die langkettigen »gute Kohlenhydrate«.

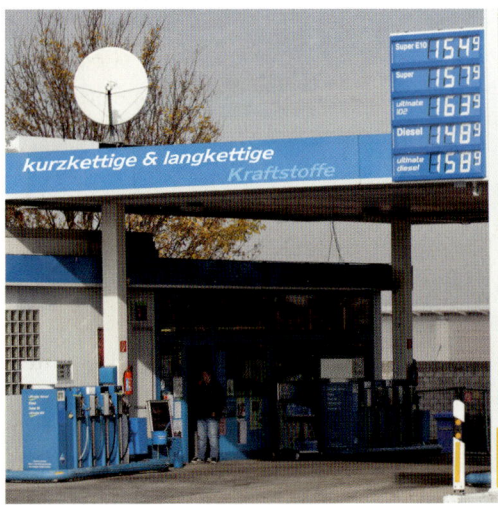
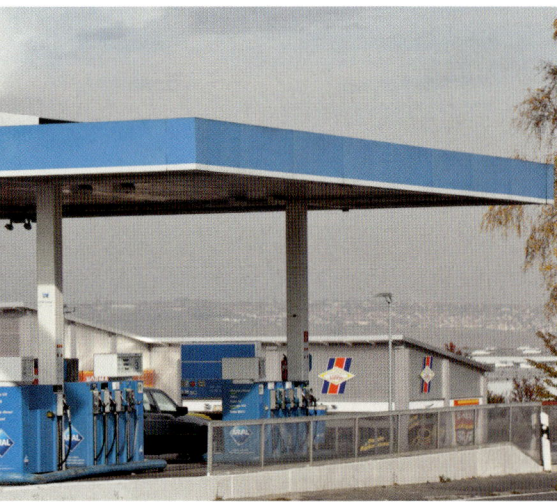

Schauen wir uns doch nachfolgend den Unterschied zwischen den »schlechten« und den »guten« Kohlenhydraten einmal an.

Die schlechten Kohlenhydrate

Schlechte Kohlenhydrate können wir gut mit dem Treibstoff Nitromethan vergleichen, der in Beschleunigungsrennen verwendet wird. Die Fahrzeuge (Dragster) müssen möglichst schnell 402,33 Meter (1/4 Meile) zurücklegen.

Sie schmecken süß und lassen deinen Blutzuckerspiegel schnell ansteigen. Ein schneller Anstieg des Blutzuckerspiegels lässt ihn im Umkehrschluss auch wieder schnell sinken. Die Folge: Heißhunger. Ein Teufelskreis. Eventuell hast du es schon einmal erlebt, dass du einen großen Teller Nudeln gegessen hast und kaum eine Stunde später schon wieder Lust auf Süßes beziehungsweise einen Bärenhunger hattest?

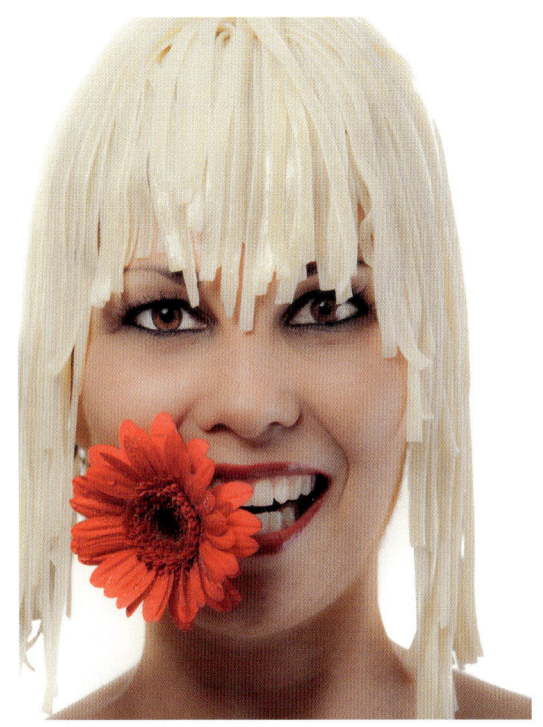

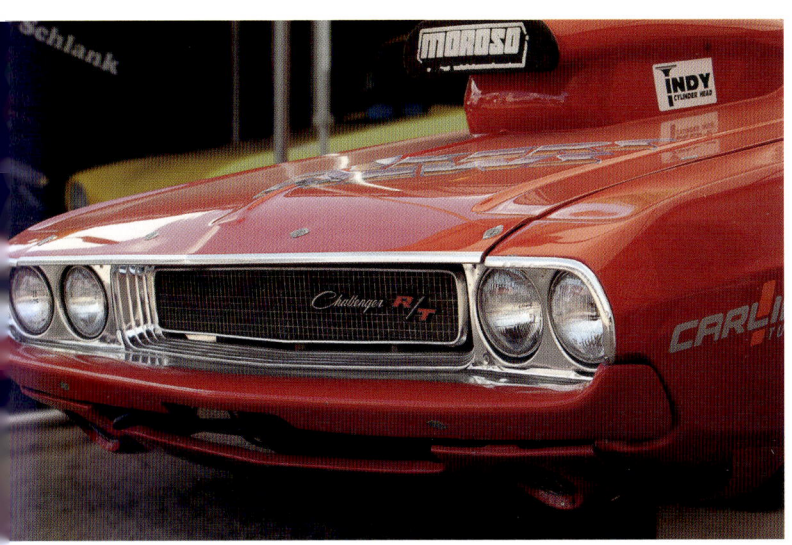

Der Grund dafür sind die extremen Blutzuckerschwankungen. Für kurzfristige Energie sind schlechte Kohlenhydrate sinnvoll, wie zum Beispiel Traubenzucker vor dem Start eines 100-Meter-Sprints.
Doch wie viele 100-Meter-Sprints absolvierst du im Verhältnis zu den von dir aufgenommenen schlechten Kohlenhydraten?
Übrigens liegt genau hier das Problem der schlechten Kohlenhydrate.

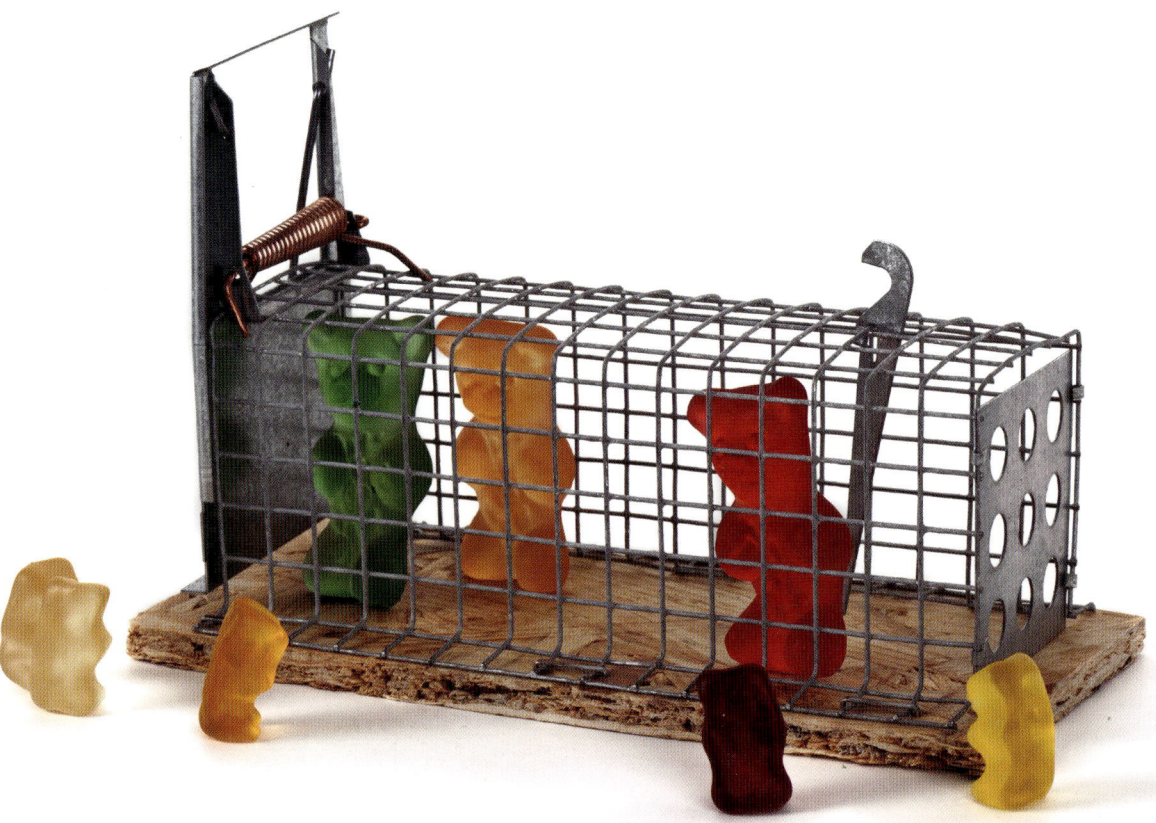

Die meisten Menschen essen zu viel davon und verbrauchen sie im Umkehrschluss nicht. Nicht selten ist diese Ernährungsweise in Verbindung mit mangelnder Bewegung der Grund für Diabetes, Bluthochdruck, Übergewicht und steigende Cholesterinwerte.

Und, was die weiblichen Leser interessieren dürfte: Schlechte Kohlenhydrate können auf Dauer nicht nur krank machen und zu Übergewicht führen, sondern sie begünstigen auch die Entstehung von Cellulite, da sie die Zellen verkleben.

➤TIPP

Meide schlechte Kohlenhydrate wie zum Beispiel:
- *zuckerhaltige Getränke*
- *Traubenzucker*
- *Haushaltszucker*
- *Schokolade*
- *Gummibärchen*
- *Gebäck*
- *Kuchen*
- *Weißmehlprodukte*

Übrigens: Viele sogenannte Vollkornbrötchen werden mit Malzteig gebacken, sodass sie eine dunkle Farbe bekommen. Also Vorsicht.

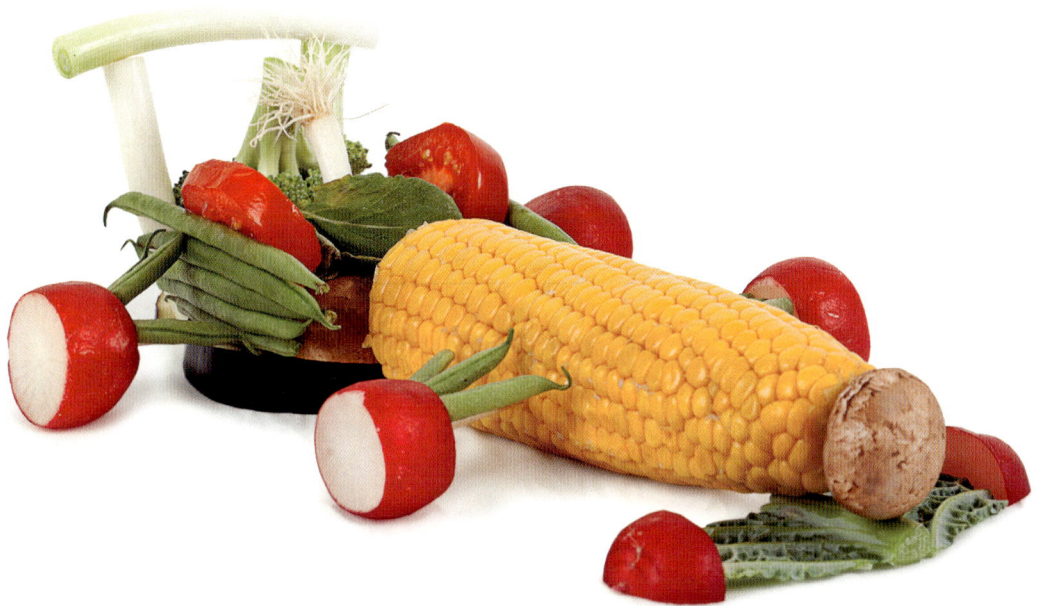

Die guten Kohlenhydrate

Gute Kohlenhydrate hingegen lassen deinen Blutzuckerspiegel nur langsam ansteigen und sorgen so für ein längeres Sättigungsgefühl.
Ich vergleiche die guten Kohlenhydrate gerne mit dem Superkraftstoff unserer PKWs. PKWs bringen uns je nach Typ schneller oder langsamer von A nach B, sie sind langsamer als Beschleunigungsdragster und mit dem richtigen Kraftstoff und typgerechter Pflege können sie durchaus mehrere Hunderttausend Kilometer zurücklegen.

Welchen PKW fährst du? Bekommt dein PKW immer den richtigen Kraftstoff? Oder betankst du ihn je nach Lust und Laune mal mit Nitromethan, Super oder Diesel? Ich denke nicht, denn dies würde dir ein PKW wohl kaum verzeihen.

Und wie sieht es mit deinem Körper aus? Betankst du ihn immer mit dem richtigen Kraftstoff vor entsprechender Belastung?

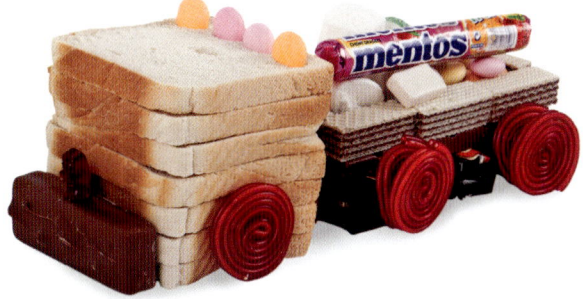

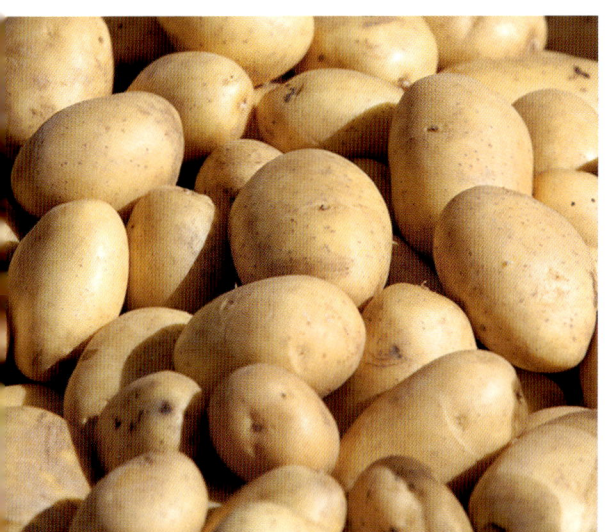

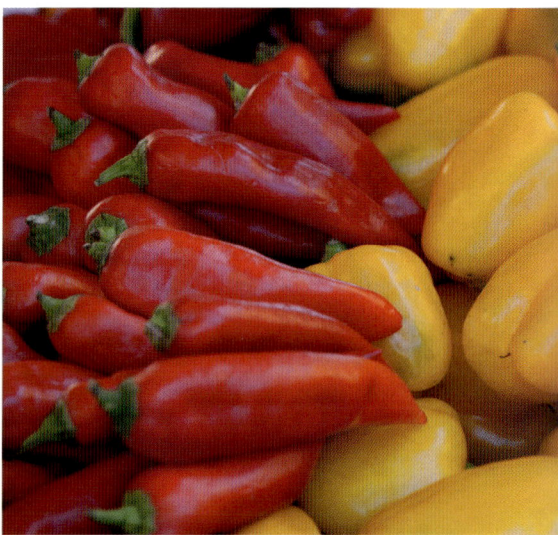

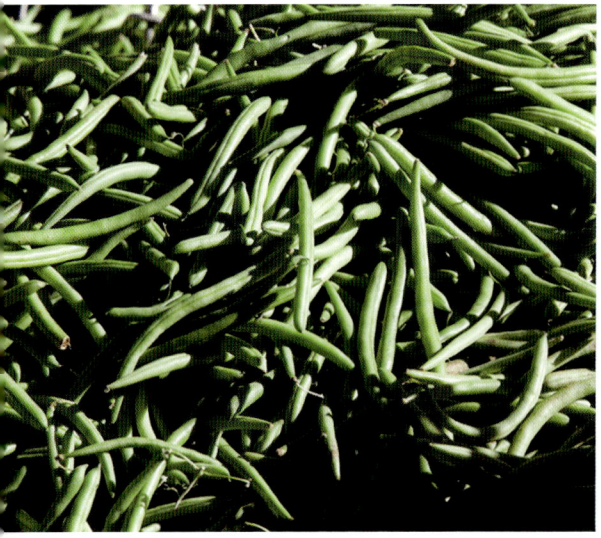

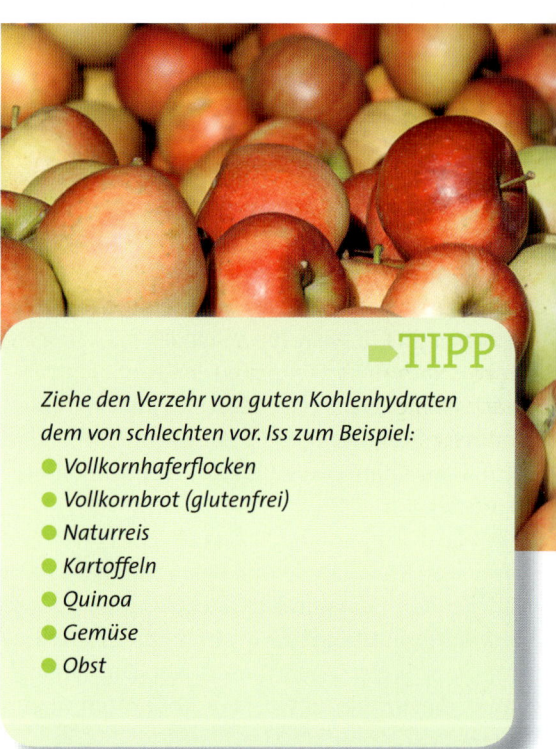

▶TIPP

Ziehe den Verzehr von guten Kohlenhydraten dem von schlechten vor. Iss zum Beispiel:

- *Vollkornhaferflocken*
- *Vollkornbrot (glutenfrei)*
- *Naturreis*
- *Kartoffeln*
- *Quinoa*
- *Gemüse*
- *Obst*

6.2 MACHEN KOHLEN-HYDRATE DICK?

Schauen wir uns doch zur Beantwortung dieser Frage zunächst einmal an, was genau bei der Aufnahme von Kohlenhydraten geschieht.

Egal in welcher Form Kohlenhydrate in deinem Körper aufgenommen werden, sie lassen deinen Blutzuckerspiegel steigen. Schlechte Kohlenhydrate sehr schnell und hoch, gute dagegen langsamer und nicht allzu hoch. Auch hierfür gibt es wieder Messeinheiten: den »Glykämischen Index« und die »Glykämische Last«.

Der Glykämische Index

Der Glykämische Index sagt, auf einer Skala von null (gut) bis 100 (schlecht) aus, wie stark ein Nahrungsmittel deinen Blutzuckerspiegel ansteigen lässt.

Die Glykämische Last

Die Glykämische Last ist aussagekräftiger, da sie den Kohlenhydratanteil des Nahrungsmittels ins Verhältnis zum Glykämischen Index setzt. Nahrungsmittel, die prozentual weniger Kohlenhydrate enthalten, lassen die Glykämische Last weniger stark ansteigen als Lebensmittel mit einem höheren Kohlenhydratanteil. Obwohl sie den identischen Glykämischen Index besitzen.

Die Klassifizierung für Glykämische Last:

- <10 gut
- 10–20 mittelmäßig
- >20 schlecht.

Du verstehst nur Bahnhof?

Zum besseren Verständnis nachfolgendes Beispiel: Gekochte Karotten und weißes Toastbrot haben beide einen Glykämischen Index von 85 (schlecht). Auf den ersten Blick sind demnach beide Lebensmittel zum Abnehmen nicht geeignet. Betrachten wird das Ganze allerdings aus Sicht der Glykämischen Last, sieht die Sache anders aus.

Gekochte Karotten haben einen Kohlenhydratanteil von nur 9 %. Somit ergibt sich eine Glykämische Last von 7,7 (gut). Karotten zählen also auch gekocht zu den gesunden Lebensmitteln.

Das weiße Toastbrot hingegen enthält rund fünfmal soviel Kohlenhydrate wie gekochte Karotten, nämlich 50 %, was einer Glykämischen Last von 42,5 (schlecht) entspricht.

Verstanden?

Wenn du also abnehmen möchtest, solltest du auf weißes Toastbrot verzichten.

Der Blutzucker-Regulator und Dickmacher

Die Zufuhr von Kohlenhydraten lässt also deinen Blutzuckerspiegel steigen. Und welches Organ ist für die Regulierung deines Blutzuckerspiegels verantwortlich? Es ist die Bauchspeicheldrüse. Diese schüttet ein Hormon aus. Hast du eine Idee welches?

Es ist das »Masthormon« Insulin. Und Insulin übernimmt eine Schlüsselfunktion in deinem Körper.

Das Masthormon Insulin und seine Schlüsselfunktion

Insulin wird tatsächlich in der Massentierhaltung eingesetzt, um das Vieh schneller zu mästen. Deshalb wird es auch als »Masthormon«

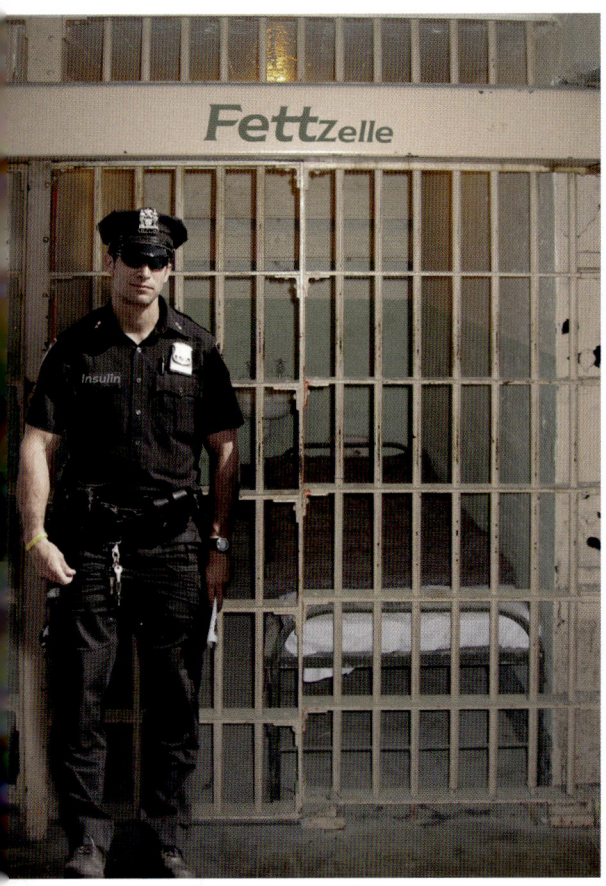

sen in die Muskulatur zu helfen. Dies ist die Aufgabe des »Schlüssel-Hormons« Insulin.

Frage:
Was passiert in der Zeit, in der Insulin zugegen ist mit deinen Fettzellen? Nichts, sie bleiben verschlossen. Deine Fettverbrennung ist gestoppt!

Isst du also kurz vor dem Training noch Kohlenhydrate oder trinkst beispielsweise eine Fruchtsaftschorle, wird durch die Insulinausschüttung deine Fettverbrennung gestoppt. Idealerweise hast du zwei Stunden vor deinem Training die letzte Mahlzeit aufgenommen, um »nüchtern« zu starten. So zwingst du deinen Körper sich schneller an die Fettreserven zu machen. Übrigens trainieren Triathleten, Radfahrer und Marathonläufer so ihren Fettstoffwechsel. Sie starten ihr Fettstoffwechseltraining nüchtern, bei niedriger Intensität und mindestens über 90 Minuten. Dies solltest du allerdings nicht ohne Betreuung aus dem Nichts heraus versuchen.
In diesem Zusammenhang möchte ich dir bereits an dieser Stelle den Fettverbrennungstrick schlechthin verraten: Muskeln verbrennen Fett! Und das sogar in Ruhezeiten. Einzige Voraussetzung: ein niedriger Blutzucker- und Insulinspiegel.
Wenn du dir diesen wertvollen Tipp zu Nutze machst und abends auf den Verzehr von Kohlenhydraten verzichtest, hat dein Körper die Möglichkeit, die ganze Nacht Fett zu verbrennen. Idealerweise liegen zwischen der letzten kohlenhydratreichen Mahlzeit (15:00 Uhr) und dem Frühstück (6:00 Uhr) 15 Stunden (siehe auch Kapitel »12. Der grüne Tag«). Abgesehen von der erhöhten Fettverbrennung in der Nacht wirst du auch besser schlafen. Deine Schlafqualität erhöht sich, doch auch zu diesem Thema später mehr.

bezeichnet. Warum dies so ist, möchte ich dir mit folgender Geschichte verdeutlichen.
Verknüpfe dazu bitte Insulin künftig, seiner Schlüsselfunktion wegen, mit dem Bild eines Schließers in einem Gefängnistrakt. Und jetzt stell dir bitte einen Gefängnistrakt vor, bei dem sich auf der einen Seite die »Fett-Zellen« befinden und gegenüber auf der anderen die »Kohlenhydrat-Zellen«. Nun kommt unser Schließer (Insulin) und schließt zunächst alle Fettzellen ab. Danach öffnet er die gegenüberliegenden Kohlenhydratzellen, um diesen beim Einschleu-

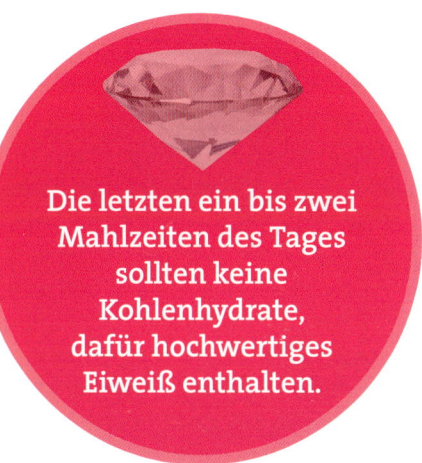

Die letzten ein bis zwei Mahlzeiten des Tages sollten keine Kohlenhydrate, dafür hochwertiges Eiweiß enthalten.

Alles, was denkbar ist, ist auch machbar.

Sokrates

Umso wichtiger ist es, dass du die »benötigten« Kohlenhydrate in der ersten Tageshälfte zu dir nimmst. Idealerweise beginnst du bereits bei der ersten Mahlzeit mit deren Aufnahme.

Dein Gehirn braucht Kohlenhydrate?

Dein Gehirn macht nur rund 2 % deines Körpergewichts aus, benötigt jedoch nicht selten 25 % der täglich zugeführten Energie.
Es stimmt, dass Kohlenhydrate die Energiequelle der ersten Wahl für deinen Körper und auch dein Gehirn darstellen. Doch was, wenn sie deinem Körper nicht zur Verfügung stehen? Was, wenn sie einfach in deiner Ernährung fehlen?

Dein Körper kann dann zwei Wege zur Versorgung deines Gehirns nutzen:

1. Er macht aus Eiweiß Zucker. Du isst zu wenig Eiweiß? Kein Problem, dann baut dein Körper Muskulatur (Eiweiß) ab und macht Zucker daraus, um dein Gehirn mit Energie zu versorgen. Blöd nur, dass du dann wichtige Muskulatur

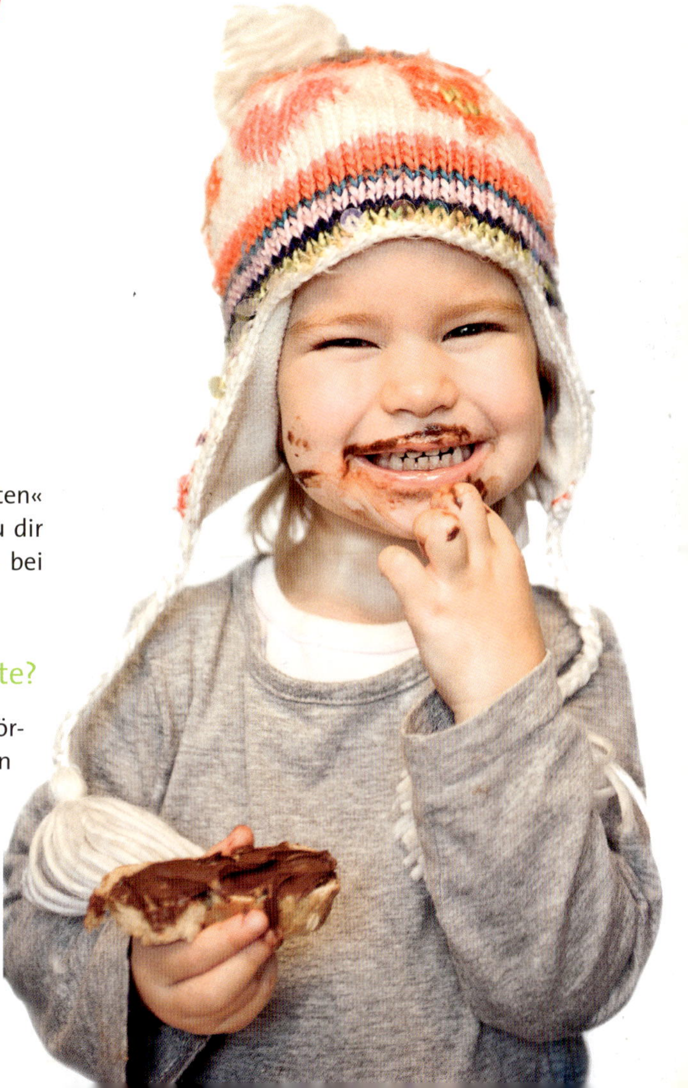

verlierst. Dieser Stoffwechselprozess nennt sich übrigens Gluconeogenese.

2. Dein Körper stellt um auf »Ketose«. Bedeutet, er bastelt sogenannte Ketonkörper aus Fett. Vielleicht hast du schon mal was von der ketogenen Ernährungsweise gehört? Viele Krebspatienten schwören darauf (siehe dazu auch den Artikel »LowCarb als Anti-Krebsernährung?« auf meiner Homepage www.boris-schwarz.de unter Downloads). Anhänger dieser Ernährungsform essen maximal 30 g Kohlenhydrate am Tag. Ihr Gehirn gewinnt nun seine Energie aus Fetten. Es ernährt sich von Ketonkörpern. Übrigens wie das Gehirn der Urzeitmenschen, denn ihnen standen nur selten Kohlenhydrate zur Verfügung.

Wie du sehen kannst, kann unser Körper sehr gut ohne Kohlenhydrate auskommen und findet Wege, andere Energiequellen zu nutzen. Kohlenhydrate sind letztlich nicht essentiell. Wäre ja auch blöd, denn sonst hätten wir die Urzeit nicht überlebt.

6.3 DIE KOHLENHYDRATSPEICHER – DEINE ENERGIETANKS

Kommen wir zu einer weiteren, hochinteressanten Fähigkeit deines Körpers.

Dein Körper ist in der Lage, rund 400 Gramm Kohlenhydrate in deiner Muskulatur (300 g), Leber und Blut (100 g als Notreserve) zu speichern. Diese dienen der Energiebereitstellung, ähnlich wie der Tank deines PKWs. Und jedes Gramm Kohlenhydrate bindet wiederum drei Gramm Wasser.

Diese »Energietanks« sind trainierbar, wie beispielsweise die Untersuchung eines Radprofis bewiesen hat.

Er war in der Lage, rund 800 Gramm Kohlenhydrate in seiner Muskulatur zu speichern. Und falls du schon mal in die Verlegenheit gekommen bist, einen Radprofi aus der Nähe betrachten zu dürfen, so ist dir sicherlich aufgefallen, dass dieser in der Regel sehr schlank und durchtrainiert aussieht. Dennoch ist er in der Lage, seine »Energiespeicher« so zu trainieren, dass er doppelt so viele Kohlenhydrate speichern kann wie ein Otto-Normalverbraucher, der möglicherweise ein höheres Körpergewicht mitbringt.

Der Vorteil liegt ganz klar auf der Hand: Er hat mehr Energie an Bord. Seine Tanks sind größer. Er kann also eine längere Strecke zurücklegen, ohne Energie, in diesem Fall Kohlenhydrate, nachzutanken.

Und die Tatsache, dass ein Gramm Kohlenhydrate drei Gramm Wasser bindet, erklärt auch, warum Sportler einen vorteilhafteren Körperwasseranteil haben als unsportliche Menschen. Wie wichtig ein guter Körperwasseranteil ist, erfährst du im Kapitel »11. Gesundmacher Wasser«.

Nachdem der Nährstoff Kohlenhydrate von mir die gelbe Ampel bekommen hat, möchte ich nun zum nächsten Nährstoff übergehen. Bei diesem springt die Ampel auf rot, da hier noch mehr Vorsicht geboten ist.

Auch bei diesem liegt der Unterschied in der Qualität, doch im Vergleich zu den »guten« und »schlechten« Kohlenhydraten, gibt es hier »gute« und »böse« Quellen. Und aufgrund der bösen Quellen wird er im Gesamten schlechter bewertet, als er tatsächlich ist.

Was denkst du, um welchen Nährstoff handelt es sich?

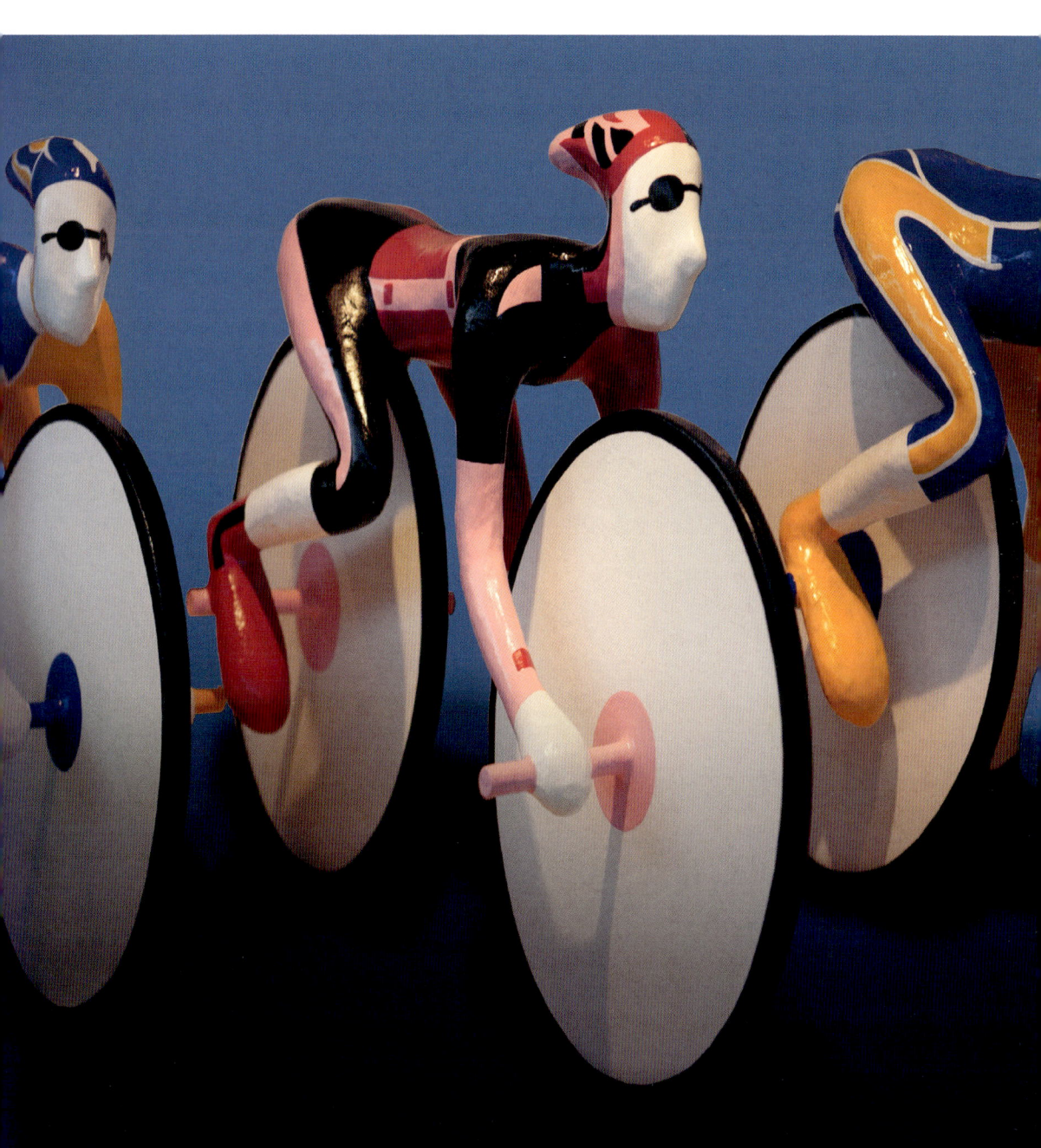

7.
DEIN GELIEBTER FEIND – DAS FETT

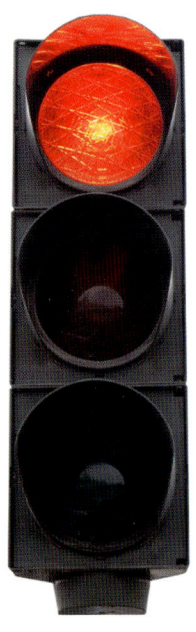

Was denkst du, wie viel Energie (kcal) hat ein Gramm Fett im Vergleich zu Kohlenhydraten oder Eiweiß? Mehr, weniger oder gleich viel?

Es sind mehr als doppelt so viele, nämlich rund 9 kcal je Gramm.

Du musst dir diese Zahl nicht merken. Doch wenn du in Erinnerung behalten würdest, dass ein Gramm Fett mehr als doppelt so viele Kalorien enthält wie Kohlenhydrate und Eiweiß, dann wäre das nicht schlecht.

Auch du bekommst dein Fett weg!

Es gibt nur zwei Wege, wie Fett deinen Körper verlassen kann. Was denkst du, welche sind das? Der erste führt durch deine Muskulatur. Fette sind wie Kohlenhydrate Energielieferanten und werden zur Energiegewinnung im Muskel benötigt. Sie sind also ebenso wie Kohlenhydrate eine Art Muskelbenzin. Fette vergleiche ich gerne mit Diesel. Diesel ist einer der ergiebigsten Kraftstoffe. Ein griechisches Taxi zum Beispiel, das 2004 in Rente ging, hält den Kilometerweltrekord mit sage und schreibe 4,6 Millionen Kilometern. Die Energiequelle dieses Fahrzeugs: Diesel.

Auch dein Körper hat unerschöpfliche Energiereserven an Bord, wie folgendes Beispiel verdeutlichen soll. Männliche Covermodels wiegen häufig um die 80 Kilogramm und haben einen Körperfettanteil von rund 10 %.

Das ist nicht viel und dennoch verfügen sie über fast unerschöpfliche Reserven. 10 % von 80 Kilogramm entspricht 8000 Gramm.

8000 Gramm x 9 kcal = 72.000 Kilokalorien.

Ein Triathlet benötigt auf der Ironman-Distanz etwa 10.000 Kilokalorien. Theoretisch verfügt also unser Covermodel über Energiereserven, die ausreichend wären, um sieben Ironman-Rennen hintereinander zu absolvieren.

Und was denkst du, ist der zweite Weg, wie Fett deinen Körper verlassen kann?

Liposuktion, also Fettabsaugen. Die Doktoren der Schönheitschirurgie lassen grüßen!

Spaß beiseite, dies ist und kann keine von mir empfohlene Möglichkeit sein, also bleibt nur Möglichkeit eins. Und zwar, das Fett »einfach« mittels deiner Muskulatur zu verbrennen.

Und genau hier liegt das Problem unserer heutigen Gesellschaft. Die Menschen in Deutschland bewegen sich nicht mehr ausreichend und haben zusätzlich auch noch ein Überangebot an Nahrungsmitteln.

Tankstellen und Fast-Food-Restaurants haben inzwischen 24 Stunden rund um die Uhr geöffnet. Der heutige Deutsche kennt keinen Hunger mehr und ist sich seines Bewegungsmangels nicht bewusst.

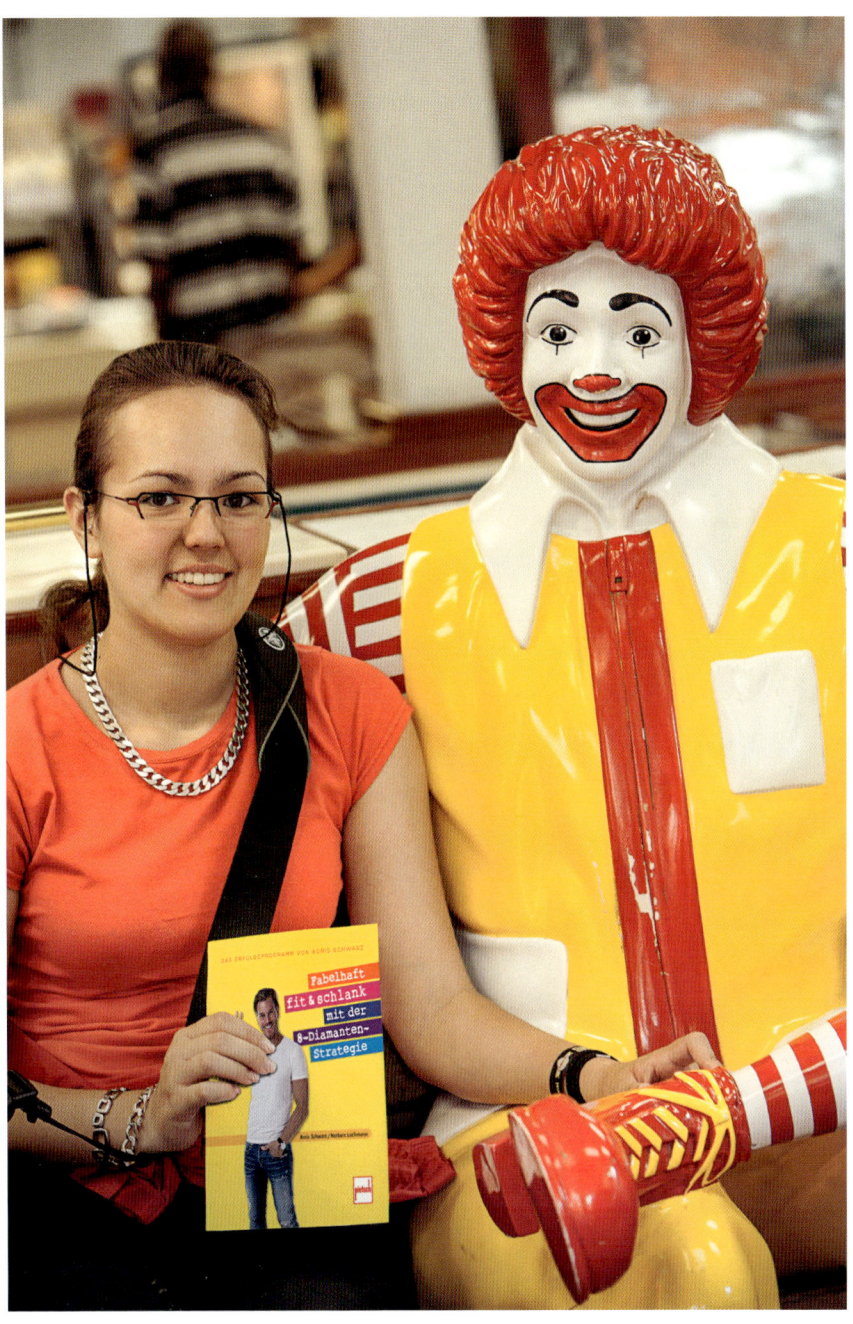

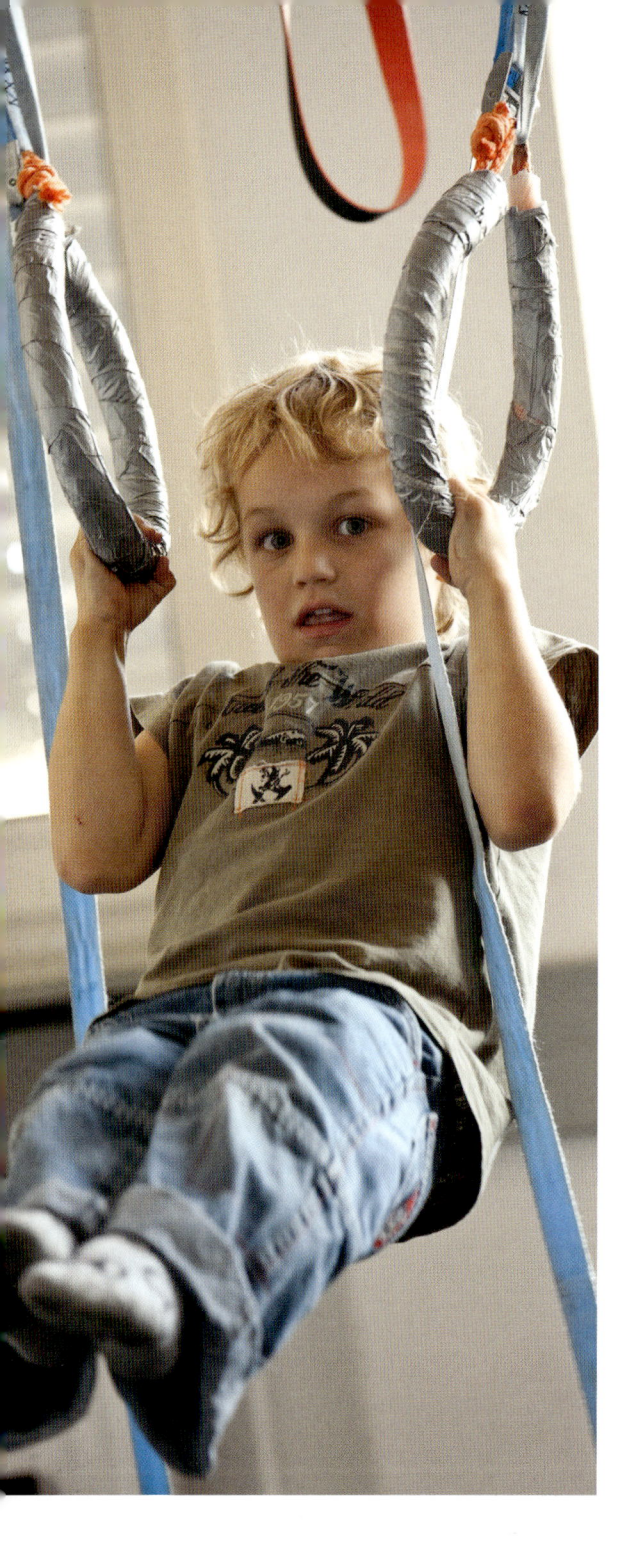

Bewegung damals und heute

Apropos Bewegungsmangel, was denkst du, wie viele Meter bewegt sich der Bundesdeutsche heute im Schnitt pro Tag?

Es sind nur rund 1000 Meter.

Und was denkst du, wie viele Meter, sorry Kilometer waren es noch um das Jahr 1900? Ein kleiner Tipp: Es gab noch kein Automobil und oft war die nächste Stadt und somit der Arbeitsplatz Kilometer weit entfernt. Es waren 20 Kilometer.

Zugegeben, kaum ein Mensch kann sich heute den Luxus erlauben, täglich 20 Kilometer zu Fuß zu gehen. Bei einer angenommenen Schrittgeschwindigkeit von 5 km/h, wäre dieser etwa vier Stunden unterwegs. Und wer kann sich diese Zeit schon nehmen?

Wir leben heute in einer so schnelllebigen Zeit, in der beispielsweise junge Mütter ihre Kinder mit dem Auto um die Ecke in den Kindergarten oder zur Schule bringen und ihnen Geld fürs Frühstück in die Hand drücken.

Die Kinder wiederum können häufig nicht mal mehr die einfachsten koordinativen Übungen vollziehen, weil sie mit dem Joystick BMX-Rad fahren, skaten, auf Bäume klettern oder Hindernisse überwinden, statt diese Dinge in der freien Natur zu erleben.

Doch die Erwachsenen sind nicht besser. Sie benutzen Rolltreppen und Aufzüge.

Erst kürzlich kam ich von einer Fernreise nach über zwölf Stunden »Bewegungslosigkeit« (Transfer, Flughafenaufenthalt, Flug) am Frankfurter Flughafen an und betrat mit den restlichen Fluggästen das Flughafenterminal. Dort bekamen wir zwei Rolltreppen und eine normale Treppe »angeboten«, um zur Kofferausgabe zu gelangen. Was denkst du, taten 80 % meiner Mitreisenden? Sie benutzten die Rolltreppen. Ist das nicht verrückt?

Selbst Fitnesssportler fahren mit ihrem Auto vor Fitnessclubs so lange auf und ab, bis sie einen Parkplatz direkt vor der Tür gefunden haben. Sie checken dann ein, ziehen sich um und gehen 30 bis 60 Minuten aufs Laufband!?

Ist das nicht verrückt?

Der Mensch ist von Natur aus faul

Der Mensch ist von Natur aus faul und kann im Prinzip noch nicht einmal etwas dafür. Das Schlimme daran ist, dass er es sich in den seltensten Fällen bewusst macht.

Der rastlose Arbeitsmensch von heute hat tagsüber keine Zeit, sich Gedanken zu machen, und abends ist er zu müde dazu. Alles in allem hält er das für Glück.

George Bernhard Shaw

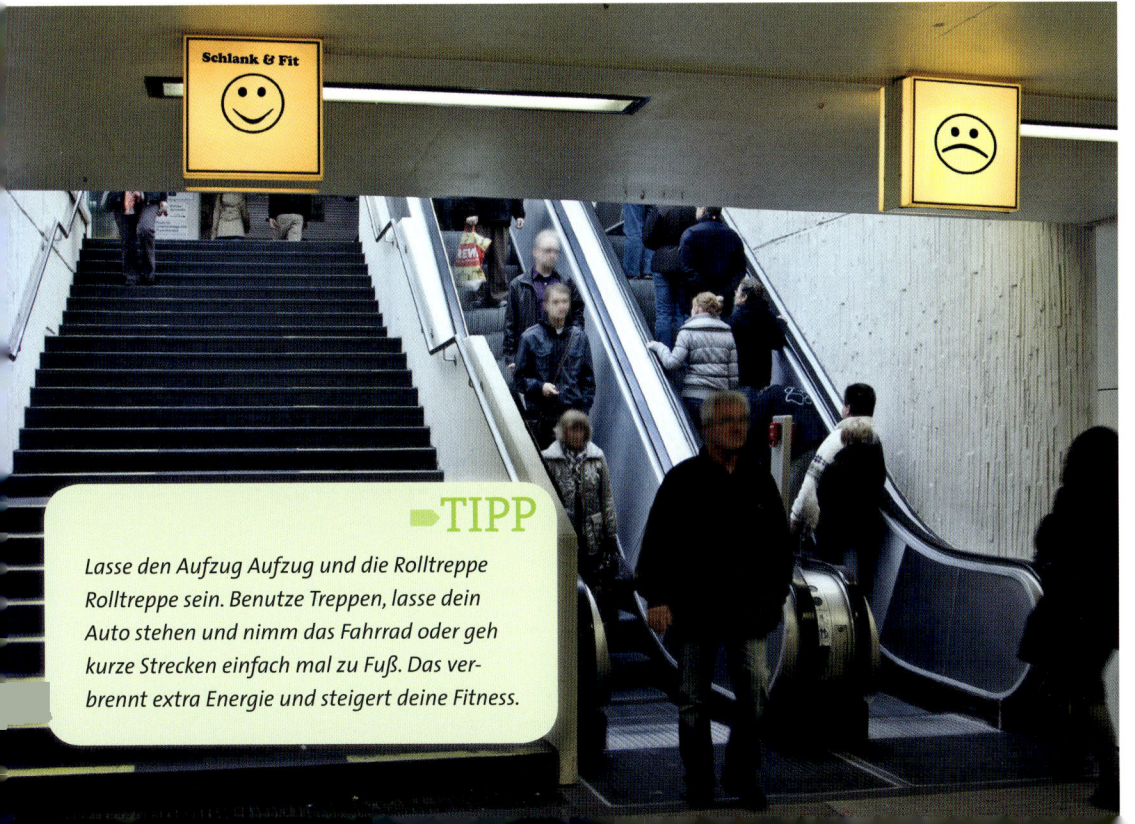

Schlank & Fit

➡**TIPP**

Lasse den Aufzug Aufzug und die Rolltreppe Rolltreppe sein. Benutze Treppen, lasse dein Auto stehen und nimm das Fahrrad oder geh kurze Strecken einfach mal zu Fuß. Das verbrennt extra Energie und steigert deine Fitness.

7.1 DIE GUTEN UND BÖSEN FETTE

Manches Fett macht fett und krank, anderes hingegen gesund und schlank!

Kaum einem Nährstoff wird häufiger nachgesagt, fett zu machen als Fett. Dabei sind nicht alle Fette schlecht, doch schauen wir uns die Unterschiede einmal an.

Transfettsäuren – oder auch die bösen Fette

Ich möchte, dass du Transfettsäuren deshalb als böse Fette betrachtest, da sie erwiesenermaßen gesundheitsschädlich sind.

Transfettsäuren sind industriell gehärtete Pflanzenfette, die vor allem in industriell produzierter Nahrung stecken. Dazu zählen frittierte Gerichte wie Pommes Frites, Chicken Nuggets, Kartoffelchips, industrielle Backwaren und Fertiggerichte für die Mikrowelle. Doch auch in billigen Margarinen und Fertigprodukten können sie vorkommen. Auch hier ist dein Einsatz als Nahrungsmitteldetektiv einmal mehr gefragt.

Das medizinische Fachmagazin »New England Journal of Medicine« warnte vor Jahren schon davor, dass bereits der tägliche Verzehr von nur fünf Gramm des bösen Fettes das Risiko einer Herzerkrankung um 25 % steigen lässt. In einer großen Portion Pommes Frites zum Beispiel steckt gut und gerne die doppelte Menge.

Die bösen Fette beeinflussen den Cholesterinwert negativ, da sie den »bösen« Cholesterinwert LDL im Blut erhöhen und den des »guten« HDL-Cholesterins senken. Dies führt zu steigenden Blutfettwerten, was wiederum zur Erhöhung des Schlaganfall- bzw. Herzinfarktrisikos führt.

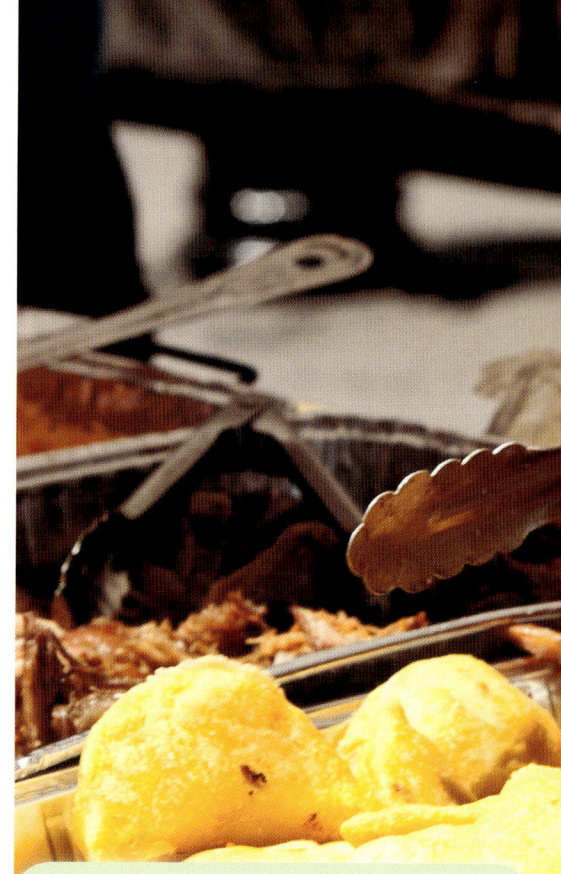

►TIPP

Falls du dir schwer merken kannst, welcher der beiden Blutfettwerte (LDL/HDL) der Gute und welcher der Böse ist, dann mach es wie ich:
LDL = Lass Das Lieber
HDL = Hat Dich Lieb
Ist das nicht eine schöne Gedächtnisbrücke?

Auch schüren diese Fette entzündliche Prozesse in deinem Körper und fördern die Plaquebildung an den Innenwänden deiner Blutgefäße, was zu Arteriosklerose führen kann.

Darüber hinaus steigt das Risiko an Diabetes zu erkranken, da eine Insulinresistenz entstehen kann.

Nun dürfte dir klar sein, weshalb ich diese Fette als »böse Fette« bezeichne.

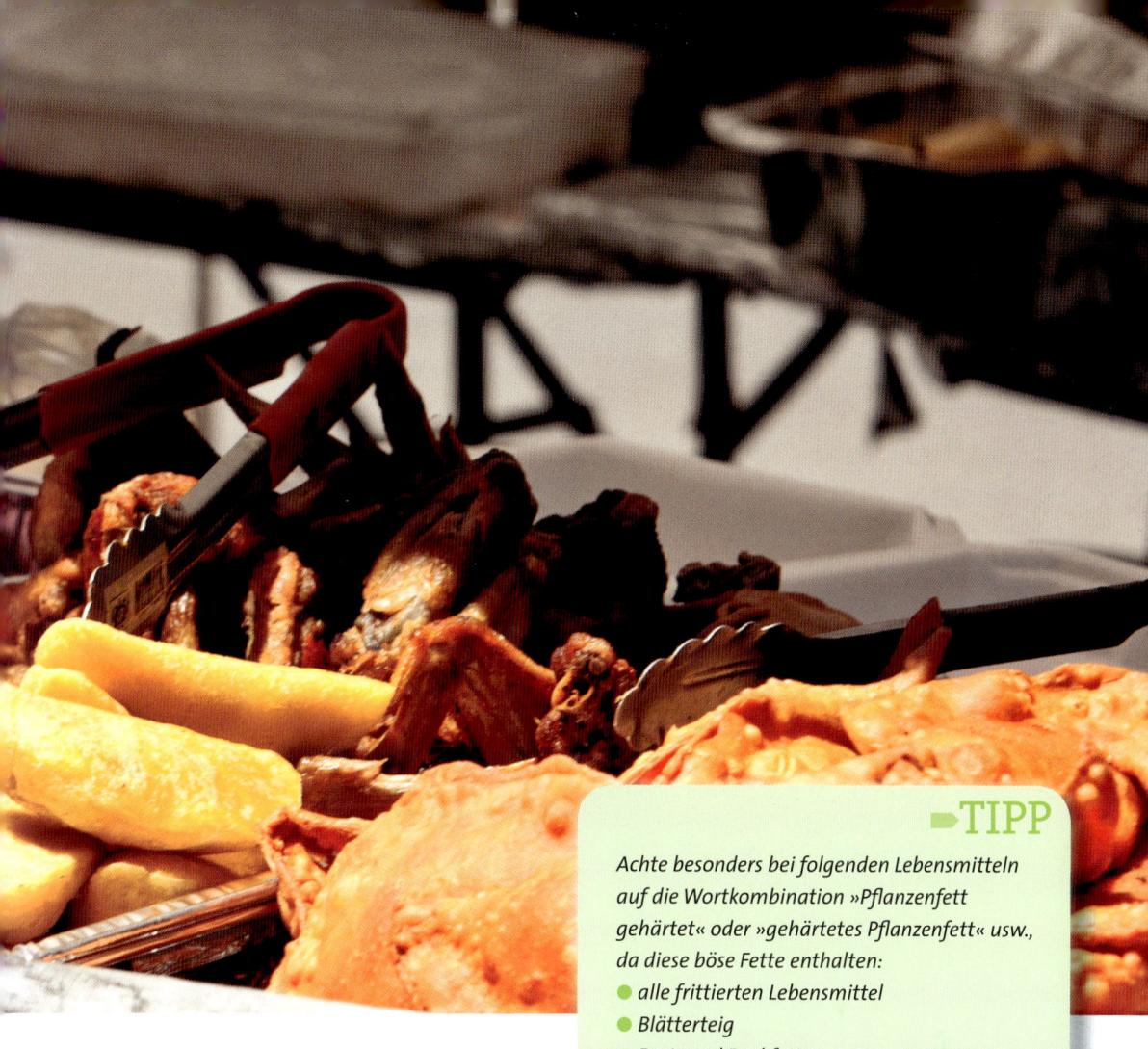

► TIPP

Achte besonders bei folgenden Lebensmitteln auf die Wortkombination »Pflanzenfett gehärtet« oder »gehärtetes Pflanzenfett« usw., da diese böse Fette enthalten:

- *alle frittierten Lebensmittel*
- *Blätterteig*
- *Brat- und Backfette*
- *Bratensoßen*
- *Berliner*
- *Chicken Wings*
- *Chips*
- *Fertigmenüs*
- *Fertigsuppen*
- *Kekse*
- *Margarine*
- *Pommes Frites*
- *Popcorn*
- *Tiefkühlpizzen*

Die Omega-Fettsäuren

Sicherlich hast du schon mal etwas von Omega-3- und Omega-6-Fettsäuren gehört.

Es sind mehrfach ungesättigte Fettsäuren, die zu den essentiellen Fettsäuren gehören, was bedeutet, dass du sie täglich mit deiner Nahrung aufnehmen solltest, da dein Körper sie selbst nicht bilden kann.

Beide Fettsäuren werden für Zellwachstum, Gewebereparatur und viele weitere wichtige Prozesse in deinem Körper benötigt. Was denkst

du, auf wessen Zufuhr solltest du besonders achten? Auf die der Omega-3- oder die der Omega-6-Fettsäuren?
Auf die der Omega-3-Fettsäuren!
Die Omega-6-Fettsäuren nimmst du automatisch in ausreichender Menge mit der Nahrung auf, was bei den Omega-3-Fettsäuren nicht der Fall ist.

Auf das richtige Verhältnis kommt es an

Wissenschaftler geben sich heute mit einem »idealen« Verhältnis zwischen Omega-3- und Omega-6-Fettsäuren von 1:5 zufrieden. Urzeitforscher wissen, dass jenes Verhältnis in der Urzeit noch 1:1 betrug. Und auch Gehirnforscher entdeckten, dass sich unser Gehirn im Verhältnis 1:1 ernährt.
Gegenwärtig herrscht jedoch in unseren Breitengraden ein völliges Missverhältnis. Je nach Informationsquelle ernährt sich der heutige Mensch im Verhältnis von 1:15 bis 1:30 und letztlich »nicht gerade optimal«.

Die »bedingt guten« Omega-6-Fettsäuren

Die Omega-6 Fettsäuren können sich ungünstig auf deine Gesundheit auswirken, da ein Überschuss das Risiko von Herz-Kreislauf-Erkrankungen erhöht. Darüber hinaus können sie entzündungsfördernd wirken, Blutgefäße verengen und Blutgerinsel sowie Zellwucherungen begünstigen.
Auch wenn die Eigenschaften der Omega-6-Fettsäuren auf den ersten Blick negativ erscheinen, solltest du auf deren Aufnahme nicht gänzlich verzichten, sondern vielmehr auf die Zufuhr der wertvollen Omega-3-Fettsäuren achten und somit ein gesundes Verhältnis herstellen.

Die Quellen der Omega-6-Fettsäuren

Omega-6-Fettsäuren nimmst du in der Regel mit deiner alltäglichen Nahrung in ausreichenden Mengen auf.

Einzig und allein auf frittierte Speisen solltest du verzichten, da diese entweder mit »bösen« Transfetten oder in der Regel mit Sonnenblumenöl zubereitet werden. Da Sonnenblumenöl, wie du nachfolgend noch erfahren wirst, ein entgleistes Omega-3- zu Omega-6-Verhältnis aufweist, rate ich von dessen Verzehr ab.

Die »guten« Omega-3-Fettsäuren oder deine Fettverbrennungshelfer und Gesundmacher

Die Omega-3-Fettsäuren reduzieren Herz-Kreislauferkrankungen, sie putzen deine Gefäße frei, erhöhen die Fließeigenschaft deines Blutes und dämmen Entzündungsherde ein. Sie halten deine Arterien elastisch und verbessern deine Gehirnleistung, die Stress- und Depressionsanfälligkeit sinkt und nicht zuletzt wird den Omega-3-Fettsäuren auch die Hemmung bösartiger Tumore zugesprochen.
Darüber hinaus hemmen Omega-3-Fettsäuren die Bildung von Enzymen, die Zucker in Fett umwandeln. Sie bremsen so die Einlagerung von Fett und es wird noch besser, sie sorgen dafür, dass Nährstoffe vorzugsweise über deinen Fettstoffwechsel verbrannt also verbraucht werden.

Somit kannst du Omega-3-Fettsäuren auch als Schlankmacher betrachten!

Die Omega-3-Quellen

Eventuell hast du einen Menschen in deinem Freundes- oder Familienkreis, der einmal einen

Herzinfarkt überlebt hat. Sein Arzt hat ihm sicherlich für den Rest seines Lebens die Empfehlung ausgesprochen, zwei- bis dreimal in der Woche Fisch zu essen. Recht hat er, denn fettreiche Fische wie Lachs, Makrele oder Hering sind hervorragende Lieferanten für Omega-3-Fettsäuren. Auch in Walnüssen, Leinsamen und Speiseölen wie Lein- und Walnussöl sind diese wertvollen »Fettverbrennungshelfer« und »Gesundmacher« enthalten.

Ich persönlich bin ein großer Fan von Speiseölen und wenn du nicht regelmäßig zwei- bis dreimal in der Woche Fisch isst, sind die »richtigen« Speiseöle eine tolle Alternative. Auch Fischölkapseln eignen sich hervorragend, um hochwertige Omega-3-Fettsäuren aufzunehmen.

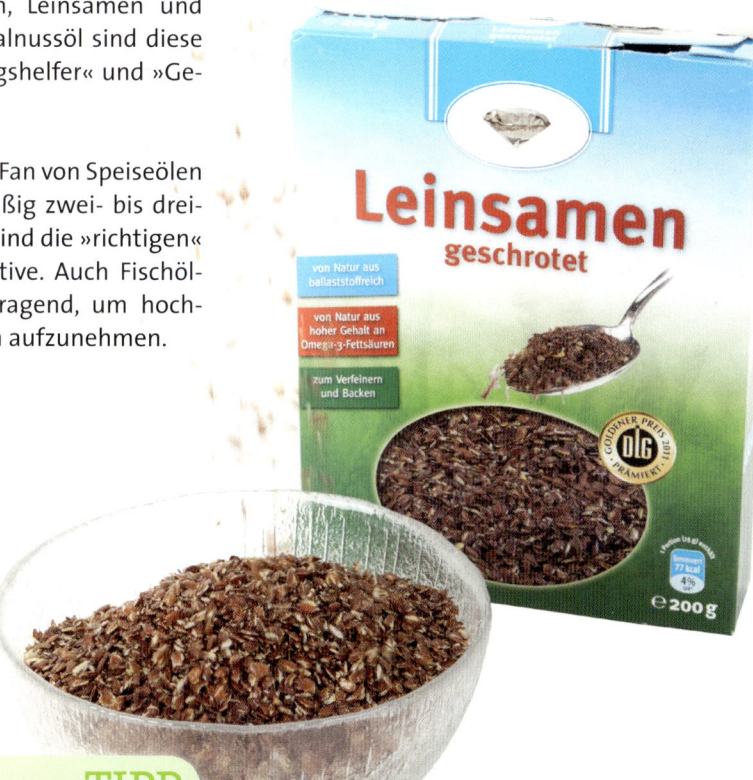

➡ TIPP

Peppe dein Frühstück mit geschrotetem Leinsamen auf. Leinsamen liefert eine ganze Menge der guten Omega-3-Fettsäuren und ist darüber hinaus ein toller Trainingspartner für deinen Darm. Er passt gut zu Haferflocken oder Müsli und auch in Quark oder Joghurt macht er eine gute Figur.

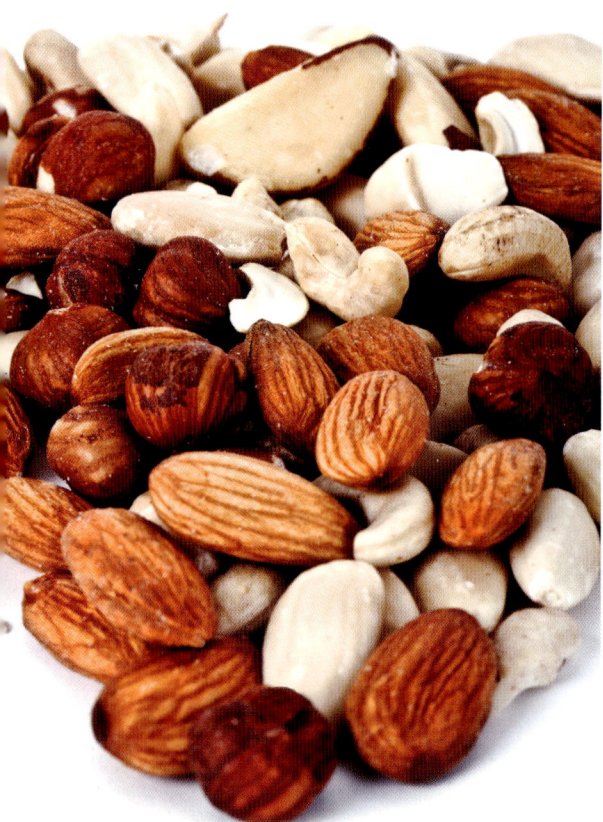

deiner Familie einen großen Gefallen, entsorge diese und ersetze sie durch die gesunden Öle des Leinsamens, der Walnuss oder der Olive.

Die folgenden Tipps sollen dir Aufschluss über Öle mit gutem und schlechtem Omega-3- zu Omega-6-Verhältnis geben.

Leinöl

Das Leinöl enthält den mit Abstand höchsten Anteil an Omega-3-Fettsäuren und ist das einzige mir bekannte Speiseöl mit einem umgekehrten Verhältnis von Omega-3- zu Omega-6-Fettsäuren. Vorsicht, Leinöl ist nicht zum Braten oder Kochen geeignet, sondern vielmehr für kalte Speisen gedacht. Du solltest es am besten im Kühlschrank aufbewahren. Ich persönlich verwende es sehr gerne in selbstgemachtem Kräuterquark.

Walnussöl

Das Walnussöl ist neben dem Olivenöl mein persönlicher Favorit. Ich verwende es gerne für Salate, zum Harzer Käse oder in meinem Schokoshake abends vor dem Zu-Bett-Gehen. Es ist nicht hitzebeständig und eignet sich daher nicht zum Braten, Backen oder Kochen, weil sonst seine wertvollen Bestandteile zerstört werden.

Olivenöl

Das Olivenöl hat zwar nicht das beste Verhältnis Omega-3 zu Omega-6, jedoch einen günstigen Einfluss auf den Cholesterinspiegel, denn es senkt die Werte des »bösen« LDL-Cholesterins und erhöht die des »guten« HDL-Cholesterins. Achte darauf, das besonders hochwertige Olivenöl mit der Angabe »nativ extra« zu kaufen. Olivenöl eignet sich nicht nur für Dressings und Saucen, sondern lässt sich bis 160 Grad erhitzen.

> **➡TIPP**
>
> *Eine Hand voll Nüsse als Zwischenmahlzeit sättigt und liefert ebenfalls wertvolle Omega-3-Fettsäuren. Geeignet sind Nussmischungen, die weder gesalzen noch gezuckert sind.*

Du bekommst sie inzwischen in fast allen Drogeriemärkten.
Falls in deiner Küche Öle wie Sonnenblumen- oder Distelöl zum Einsatz kommen, tu dir und

▶TIPP

Entsorge folgende Öle aufgrund ihres »entgleis-
ten« Omega-3- zu Omega-6-Verhältnisses:

Distelöl	1:150
Sonnenblumenöl	1:120
Maiskeimöl	1:50

▶TIPP

Ersetze sie durch folgende Öle mit einem
»guten« bis »sehr guten« Omega-3- zu Omega-
6-Verhältnis:

Leinöl	3:1
Walnussöl	1:6
Olivenöl	1:8

Es kann also auch zum Braten und Schmoren verwendet werden.

Kokosöl

Obwohl Kokosöl zu den gesättigten Fettsäuren zählt und keine Omega-Fettsäuren liefert, empfehle ich es an dieser Stelle gerne. Nicht nur ist die Liste seiner positiven Eigenschaften lang, sondern es eignet sich hervorragend zum Braten, da es bis 200 Grad hitzestabil ist. Falls du den Geschmack nach Kokos überhaupt nicht magst, versuche es mit Ghee. Ghee ist Butterschmalz und auch hitzebeständig bis 200 Grad.

Achte bitte beim Kauf aller Öle auf hohe Qualität.

Die besten Ärzte der Welt sind Dr. Essen, Dr. Ruhe und Dr. Fröhlich.

Jonathan Swift

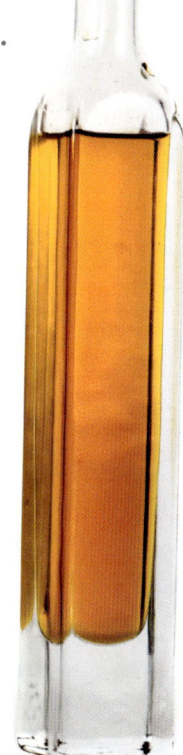

8.
DIE NÄHRSTOFFE EIWEISS, KOHLENHYDRATE UND FETTE IM VERGLEICH

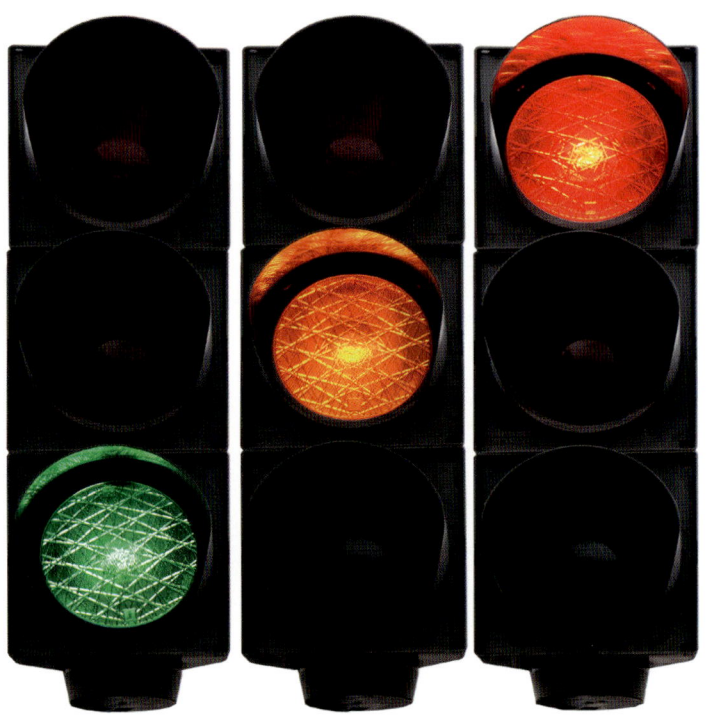

Kohlenhydrate und Fette sind, wie du ja jetzt weißt, Energielieferanten für deine Muskeln. Eiweiß hingegen ist DER Baustoff für eine ganze Menge deiner Körperfunktionen, welchen wir uns in Kapitel »10. Eiweiß« ausführlicher widmen werden.

Doch vorher möchte ich mir mit dir eine sehr wichtige Tatsache in Bezug auf die Aufnahme der unterschiedlichen Energielieferanten anschauen.

Der Energielieferant der 1. Wahl

Was denkst du, welcher Energielieferant bekommt den Vorzug bei gleichzeitiger Aufnahme? Welchen »Treibstoff« nutzt dein Körper zuerst? Fette oder Kohlenhydrate?

Hier zwei Beispiele für typische Fett-Kohlenhydrat-Mahlzeiten: Da hätten wir zum einen ein Croissant (45 % Kohlenhydrate/34 % Fett) mit Butter (83 % Fett) und Schokoaufstrich

(57 % Kohlenhydrate/31 % Fett) oder zum anderen eine Bratwurst (27 % Fett) mit Pommes Frites (29 % Kohlenhydrate/12 % Fett), Ketchup (30 % Kohlenhydrate) und Mayonnaise (81 % Fett).

Was denkst du, welchen Energielieferanten nutzt dein Körper zuerst? Die Kohlenhydrate oder die Fette?

Es sind die Kohlenhydrate.

Da dein Körper Kohlenhydrate schneller in Energie umwandeln kann, entscheidet er sich für diese. Und was passiert währenddessen mit den Fetten?

Diese wandern für »schlechte Zeiten« in deine Fettdepots.

Kohlenhydrate sind also der Energielieferant der ersten Wahl für deinen Körper.

Fette stellen für deinen Körper eine Art Notreserve dar, die er nur sehr ungern antastet. Und solange Kohlenhydrate vorhanden sind, muss er dies ja auch nicht.

Isst du übrigens mehr Kohlenhydrate als du verbrauchst, werden diese in deiner Leber zu Fett umgewandelt und ebenfalls für schlechte Zeiten »zurückgelegt«.

Aus diesem Grund ist es ja auch so wichtig, dass du »nüchtern« ins Training gehst und abends auf Kohlenhydrate verzichtest. So zwingst du deinen Körper nämlich, sich aus den Fettreserven zu bedienen.

Jetzt wird es richtig spannend, denn nun schauen wir uns an, was passiert, wenn du Fett mit Eiweiß kombinierst.

Fett und Eiweiß – was nun?

Was denkst du, welchen »Energielieferanten« nutzt dein Körper nun als Erstes?

Es ist das Fett.

Fett ist ein Energielieferant. Eiweiß hingegen ein Baustoff. Dein Körper ist zwar in der Lage, Eiweiß so umzubauen, dass er es als Energielieferant nutzen kann. Allerdings macht er sich diese Fähigkeit nur selten zu Nutze, da ja in der Regel ein anderer Energielieferant in Hülle und Fülle zur Verfügung steht: Nämlich die Kohlenhydrate. Dabei würde der Umwandlungsprozess von Eiweiß – weg vom Baustoff, hin zum Energielieferanten – deinen Stoffwechsel beschleunigen und gleichzeitig eine Menge Energie verbrauchen.

Somit ergibt sich eine wichtige Erkenntnis: Wenn du fettreich isst, solltest du möglichst keine Kohlenhydrate aufnehmen, da dein Körper ansonsten die Fette direkt in die Depots verfrachtet.

Kombinierst du hingegen Eiweiß mit Fett, muss dein Körper sich der Fettreserven bedienen.

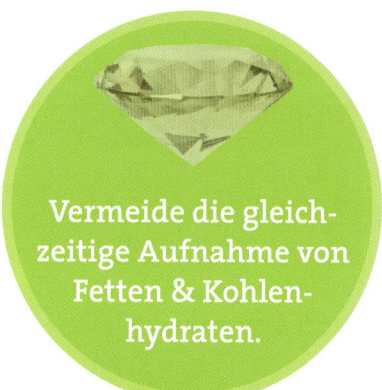

Vermeide die gleichzeitige Aufnahme von Fetten & Kohlenhydraten.

Der Beginn ist der wichtigste Teil der Arbeit.

Platon

9.
WARUM DIÄTEN DICK MACHEN

Es gibt derzeit zirka 3000 Diäten auf dem Markt. Vielleicht fragst auch du dich, wenn eine funktionieren würde, weshalb es dann 2999 weitere gibt?

Stelle dir bitte einmal vor, du wärst übergewichtig und würdest an einem Sonntag beschließen: Schluss, Aus, Ende, ich bin zu dick, ab Montag nehme ich ab.

Was ist das Naheliegendste, welche Diät machen die meisten Menschen an dieser Stelle? FdH, also »Friss die Hälfte«.

Sieben von zehn Frauen essen zu wenig, um abzunehmen

Meine Erfahrungen aus weit über 1000 Stoffwechsel-Ernährungsanalysen ergaben, dass sieben von zehn Frauen zu wenig, insbesondere Eiweiß, essen, um abzunehmen. Ich finde, diesen Satz sollten wir uns noch einmal auf der Zunge zergehen lassen: »Sieben von zehn Frauen essen zu wenig, um abzunehmen!«

Und den Herren unter den Lesern sei gesagt, dass dieses Phänomen inzwischen auch jeden zweiten Mann betrifft, wie mir das Institut »PEP Food Consulting« in Mainz bestätigt hat.

Doch in folgendem Beispiel möchte ich mit dir noch einen Schritt weiter gehen und schauen, was bei einer Nulldiät passiert, denn der Unterschied zwischen nichts und »dauerhaft zu wenig« zu essen ist nicht besonders groß.

9.1 DIE NULLDIÄT

Du fängst also gleich montags früh mit deiner Nulldiät an, diese ist einfach, spart Geld und müsste doch zum gewünschten Erfolg führen oder etwa nicht?

Geschafft, der erste Tag neigt sich dem Ende zu und schwupp stehst du auf der Waage. Was denkst du, wie viel Gewicht hast du verloren?

Zur Erinnerung, der Durchschnittsmensch speichert rund 400 g Kohlenhydrate. 1 g Kohlenhydrate wiederum bindet 3 g Wasser. Demnach ist es durchaus möglich, dass du am ersten Tag rund 1600 g »abgenommen« hast. 400 g Kohlenhydrate und 1200 g Wasser. Richtig? Je nach Körpertyp und Magen-Darminhalt können das auch gut und gerne 2 kg und mehr sein.

Doch wie viel Fett war dabei?

Keines! Der Fettverlust am ersten Tag tendiert mit vollen Kohlenhydratspeichern gegen null. Du bist jedoch hart im Nehmen und ziehst dein Vorhaben konsequent für den Rest der Woche durch. Du isst nichts.

Wie reagiert nun dein Körper? Die Kohlenhydratspeicher sind nach dem ersten Tag leer, woher nimmt dein Körper nun die Energie, seinen Treibstoff, den er doch so dringend benötigt? Im Gegensatz zum Auto sind deine Tanks doch nahezu unerschöpflich. Schließlich schleppst du jede Menge Treibstoffvorräte in Form von Fett mit dir herum. Jetzt müsste es doch klappen, jetzt müsste dein Körper doch endlich Fett verbrennen wie ein Hochofen!?

Und tatsächlich, dein Körper beginnt, ab dem zweiten Tag Fett abzubauen, um Energie daraus zu gewinnen. Soweit die gute Nachricht, nun die schlechte. Er baut, je nach Körpertyp, gleichzeitig etwa die identische Menge Muskelgewebe ab, um auch daraus Energie zu gewinnen. Rund 50 g Fett und 50 g Muskelgewebe täglich. Wieso denn Muskelgewebe?

Dein Körper kannibalisiert sich selbst

Es gibt für deinen Körper lediglich zwei Gründe, sich selbst zu kannibalisieren.

Den ersten Grund hast du gerade kennengelernt, und zwar die Hungersnot. Auch diese Funktion deines Körpers hat wiederum zwei Vorteile: Erstens, er kann die abgebaute Muskulatur in Energie umwandeln und zweitens, er braucht die abgebaute Muskulatur hinterher nicht mehr mit Energie zu versorgen. Dies ist doch doppelt schlau von deinem Körper, nicht wahr?

Und der zweite Grund, sich selbst zu kannibalisieren, welcher könnte dies sein?

Die Inaktivität deiner Muskeln! Muskeln verbrauchen Energie. Werden sie nicht gebraucht, baut dein Körper sie einfach ab. Somit spart er unnötige »Energiekosten« ein. Auch wieder sehr clever von deinem Körper, stimmt's?

Der Gipsverband

Ein gutes Beispiel dafür ist ein Gipsverband. Hattest du schon einmal einen Gips? Wenn ja, weißt du, was ich meine. Wenn nicht, herzlichen Glückwunsch.

Das Ruhigstellen deiner Muskulatur mittels Gips hat jedenfalls zur Folge, dass dein Stammhirn den Befehl erteilt, die nicht benötigte, jedoch energiefressende Muskulatur abzubauen. Dies ist die schlechte Nachricht. Nun die gute:

Wenn der Gips wieder runter ist, kannst du durch Training deine Muskeln schnell wieder aufbauen.

Fazit: Benutzt du deine Muskeln also nicht, ist dies gleichzusetzen mit einem Ganzkörpergips.

Der Gesunde hat tausend Wünsche, der Kranke nur einen.

Unbekannt

Nun zurück zu deiner Nulldiät und einem weiteren wichtigen Hinweis: 1 g Muskelgewebe speichert rund 5 g Wasser. Dies bedeutet, dass mit jedem Gramm Muskelgewebe, das abgebaut wird, auch 5 g Wasser verloren gehen. Fett bindet je Gramm nur rund 0,5 g Wasser.

Dein Körper baut nun also täglich zu gleichen Teilen 50 g Muskelgewebe und 50 g Fett ab, um der Hungersnot entgegenzuwirken. Mit dem Verlust von 50 g Muskelgewebe verlierst du gleichzeitig 250 g Wasser. Und auch durch die Reduktion von 50 g Fett verlierst du eine kleine Menge Wasser, nämlich 25 g.

Somit reduziert sich dein »Gewicht« täglich um 375 g.

Hier noch mal zum Nachrechnen:
(50 g Fett + 25 g Wasser)
+ (50 g Muskelgewebe + 250 g Wasser) = 375 g.

Nach einer Woche ist es endlich so weit: Samstagabend, die Party, die Hochzeit, der Anlass deiner ganzen Quälerei ist gekommen, rund 4 kg sind weg, der Anzug, das Kleid passt und da

du ja eine Woche absolute Disziplin an den Tag gelegt hast, heißt es nun am Buffet: Fressattacke! Braten, Pommes, Klöße, Kroketten und zum Nachtisch Kuchen, Mousse au Chocolat und Eis. Vor nichts machst du halt, denn schließlich hast du es dir ja auch verdient.
Stop!
Die Diät, die Hungersnot ist nun zu Ende. Wie reagiert dein Körper? Was tut er als Erstes?

Die Reaktion deines Körpers nach einer Hungersnot

Zunächst füllen sich deine Kohlenhydratspeicher. Und da dein Körper gänzlich nach Kohlenhydraten schreit, saugt er diese auf wie ein Schwamm. Er ist sogar kurzfristig in der Lage, mehr Kohlenhydrate zu speichern als noch vor der Hungersnot.

Diese Erkenntnis machen sich übrigens Bodybuilder zu Nutze, um am Tag ihres Wettkampfes praller und massiger auszusehen. Auch Ausdauerathleten wissen um diese Funktion und bedienen sich ihrer. Ihr Vorteil: Sie haben mehr Treibstoff, mehr Energie an Bord. Dies wiederum hat den Vorteil, dass sie längere Stecken zurücklegen können, bevor sie Treibstoff nachfüllen müssen.
Dieser »Trick« nennt sich neudeutsch »Carboloading« und gibt der früheren Pastaparty, die traditionell einen Tag vor einem Marathon oder Radrennen stattfindet, einen neuen Namen.
Doch gehen wir einfach einmal davon aus, dass dein Körper seine Speicher »nur« wieder auf sein altes Maß zurückbringt. Bedeutet, sie füllen sich mit rund 400 g Kohlenhydraten und 1200 g Wasser. Zur Erinnerung: 1 g Kohlenhydrate speichert rund 3 g Wasser.

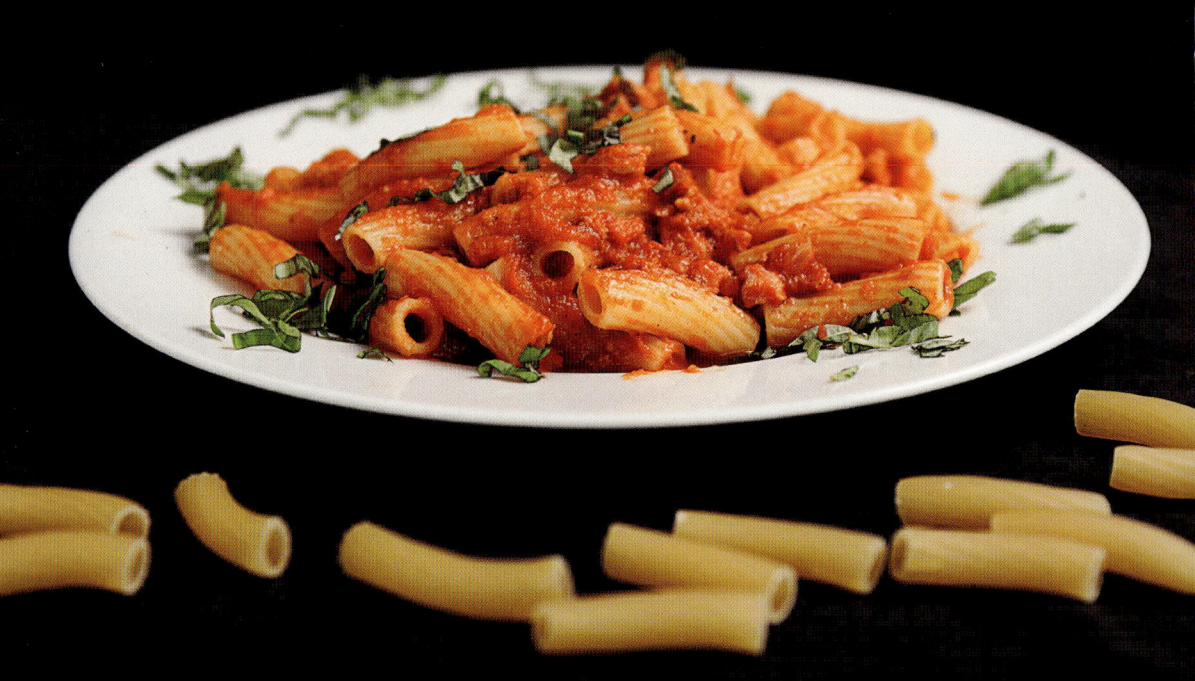

Die Waage und das böse Erwachen

Am Montagmorgen steigst du auf die Waage und bekommst einen Schock! Sie zeigt 3 kg mehr an als noch am Freitagmorgen. So ein Ärger! An einem Tag 3 kg »Fett« zugenommen? Doch geht das überhaupt? Nein!

Ursache für die »Gewichtszunahme« sind in erster Linie die wieder aufgefüllten Kohlenhydratspeicher, die damit verbundene Einlagerung von Wasser sowie der nun volle Magen-Darm-trakt.

Es ist also nicht möglich, in solch kurzer Zeit so viel Fett »aufzubauen«, wie folgende Erklärung deutlich machen soll: Wie du ja weißt, hat 1 g Fett eine Energie von rund 9 kcal. Demnach haben 3 kg Fett rund 27.000 kcal Energie. Ich persönlich kenne keinen Menschen, der es schafft, 27.000 kcal an einem Tag zu essen. Du etwa? Es ist also unmöglich, an einem Wochenende 3 kg Fett zuzunehmen. Da du sicherlich noch nicht einmal 9000 kcal an einem Tag verdrücken kannst, ist es auch nicht möglich, an einem Tag auch nur ein einziges Kilogramm reines Fett aufzubauen. Und wir müssten bei dieser Rechnung noch deinen Grund-, Arbeits- und Leistungsumsatz abziehen.

Grundumsatz

Dein Grundumsatz beschreibt den Energieverbrauch, den du bei gleichbleibender Körpertemperatur und Herzfrequenz benötigst, um alle deine Körperfunktionen aufrecht zu erhalten. Er ergibt sich aus den Parametern Körpergröße und Gewicht sowie Muskelanteil.

Arbeitsumsatz

Mit Arbeitsumsatz ist der Energieverbrauch gemeint, der sich aus deiner körperlichen Belastung im Beruf ergibt. Arbeitest du beispielsweise in einem Büro, ist dein Arbeitsumsatz niedriger als der eines Handwerkers.

Leistungsumsatz

Der Leistungsumsatz beschreibt den Energieverbrauch, der sich aus deinen sportlichen Aktivitäten ergibt.

Sicherlich hast du dich bei der Geschichte »Die Nulldiät« gefragt, wieso du nicht einfach abnehmen kannst, wenn du gar nichts isst? Oder, was dies alles mit deinem Stammhirn zu tun hat? Oder, warum dein Körper sich selbst kannibalisiert?

Die Antworten auf all diese Fragen möchte ich dir nicht vorenthalten. Wir schauen uns an, wie dein Stoffwechsel funktioniert und ob er bei der ganzen Geschichte eine Rolle spielt.

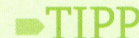

➡TIPP

Wiege dich nur einmal in der Woche und zwar auf einer Waage, die Körperwasser und Muskelanteil separat ausweist. Denn nur so kannst du feststellen, welche Parameter dein Gewicht verändert haben. War es Fett, das du abgenommen hast oder Muskeln und Körperwasser? Wenn du zugenommen hast und es waren Muskeln, herzlichen Glückwunsch, denn Muskeln sind deine Fettverbrennungsmotoren.

Und noch etwas: Wiege dich immer am selben Morgen, unter den selben Bedingungen. Somit sind die Voraussetzungen immer identisch. Montage oder Dienstage eignen sich nicht besonders gut, da diese zu nah am Wochenende liegen und am Wochenende meist das Ernährungs- und Bewegungsverhalten stark von den restlichen Tagen der Woche abweicht.

9.2 DER STOFFWECHSEL – DEIN »BETRIEBSSYSTEM«

Was ist eigentlich der Stoffwechsel?

Deinen Stoffwechsel kannst du dir vorstellen wie das Betriebssystem eines Computers. Und zwar ein Betriebssystem, das selbständig lernt. Es updatet sich von Diät zu Diät selbst. Je mehr Diäten, desto höher die Version. Je höher die Version, desto sensibler die Reaktion auf eine »Hungersnot«.

Was für dich eine Diät ist, ist für dein Betriebssystem eine Hungersnot. Und dieses Betriebssystem, also dein Stoffwechsel, ist in deinem Jahrmillionen alten Stammhirn gespeichert, quasi auf deiner Festplatte.

Kurze Zusammenfassung:

Stammhirn	= Festplatte
Stoffwechsel	= Betriebssystem
Hungersnot	= Diät

Dein Stoffwechsel regelt zum Beispiel die Geschwindigkeit deiner Nahrungsverwertung und Ausscheidung sowie die Aufrechterhaltung deiner Körpertemperatur. Und diese Aufgaben wiederum sind an zwei »Software-Programme« gekoppelt, die ich mir mit dir einmal genauer anschauen möchte.

Das »Notlaufprogramm«

Wenn du weniger isst, müsstest du doch abnehmen, das wäre doch logisch, oder?

Theoretisch schon, doch hier macht dir ein Relikt aus der Urzeit einen Strich durch die Rechnung: das »Notlaufprogramm«!

Denn isst du nichts oder dauerhaft zu wenig, verlangsamt sich dein Stoffwechsel durch das Starten deines körpereigenen »Notlaufprogramms«.

Sämtliche Stoffwechselprozesse werden zurückgefahren, deine Körperkerntemperatur wird abgesenkt, da die Aufrechterhaltung zu viel Energie kostet. Die Folge: kalte Hände, kalte Füße. Und mal ganz nebenbei: Welches Geschlecht betrifft dies am häufigsten? Noch mal zu Erinnerung: »Sieben von zehn Frauen essen zu wenig, um abzunehmen!«

Weitere Einsparpotenziale sind deine Muskeln. Muskeln benötigen Energie, also baut dein Körper sie ab, um zu sparen. Und dann wäre da noch dein Verdauungstrakt, auch seine Funktion wird verlangsamt, um nochmals Energie zu sparen. Die Folgen: Müdigkeit, Lustlosigkeit und Verdauungsprobleme.

Moderne Autos verfügen übrigens auch über Notlaufprogramme: Ist die Batterie leer, werden sämtliche Energieverbraucher wie Heizung, Fensterheber oder Zentralverriegelung abgeschaltet, um möglichst viel Energie einzusparen – genau wie bei deinem Körper.

Beendest du nun deine Diät wie in dem vorangegangenen Beispiel, dann müsste ja wieder alles in bester Ordnung sein, oder etwa nicht?

Meist sind dann allerdings mehr Kilos drauf als vor deiner Diät.

Übrigens sind alle diese »Überlebensprogramme« im gleichen Bereich deines Gehirns gespeichert wie dein Atemreflex. Musst du dir deine Atmung bewusst machen?

Nein, sie ist ein Automatismus – genau wie alle Überlebensprogramme.

Und zu allem Überdruss lassen sie sich auch nicht deinstallieren.

Falls du zu den Menschen gehörst, die schon viele Diäten ausprobiert haben oder dauerhaft zu wenig essen, dann läuft dein Stoffwechsel möglicherweise nicht mehr auf Touren. Dein Körper hat »verlernt«, Fett abzubauen. Doch warum?

Folgende Geschichte wird dir verständlich machen, wie es dazu gekommen ist.

Die Diätkarriere

Ich brauche wieder einmal deine Phantasie:

»Stell dir bitte vor, du begibst dich mit deinem Auto auf eine völlig gerade 80 km lange Strecke und fährst 100 Stundenkilometer. Bei Kilometer 20 machst du eine kurze Vollbremsung und verzögerst so deine Geschwindigkeit auf 90 km/h. Kurz danach trittst du wiederum für einen kurzen Moment auf das Gaspedal und dein Auto beschleunigt auf Tempo 95.

Du setzt deine Fahrt unvermittelt fort, bis du bei Kilometer 21 erneut eine Vollbremsung machst, um direkt im Anschluss wieder Gas zu geben. Auch durch diese Aktion hast du an Fahrt verloren und steuerst deinen Wagen nun mit 90 Stundenkilometern weiter. Dies wiederholst du noch einige Male, bis dein Tacho nur noch 50 km/h anzeigt. Inzwischen bist du bei Kilometer 40 angekommen.«

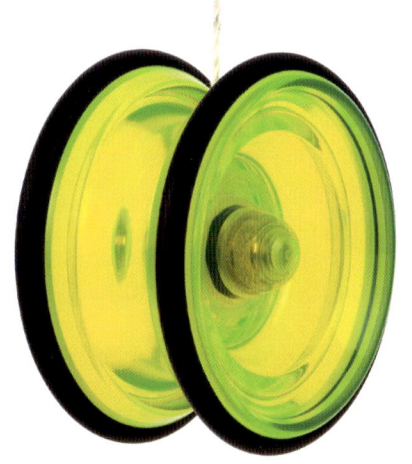

Das »Urzeit-Überlebensprogramm« – Jojo-Effekt

Nein, denn jetzt ist das »Urzeit-Überlebensprogramm« Jojo-Effekt am Zug. Der Jojo-Effekt ist wie das »Notlaufprogramm« eine Art »Software« und einzig und allein zuständig für deine Ressourcen an »Bord«.

Dein Stoffwechsel reagiert von Diät zu Diät sensibler und beauftragt (startet) den Jojo-Effekt, die Vorräte aufzustocken, um so der nächsten »Hungersnot« entgegenzuwirken.

Erst, wenn sich das misstrauische Betriebssystem zu 100 % sicher ist, dass die Hungersnot auch wirklich zu Ende ist, wird das Hilfsprogramm Jojo-Effekt beendet.

Was soll dir diese Geschichte nun sagen? Bevor ich sie unter einem anderen Gesichtspunkt erneut »erzähle«, vorab noch ein paar Infos:

Auto	= dein Körper
80 km	= 80 Lebensjahre
100 km/h	= 100 % Stoffwechselgeschwindigkeit
Vollbremsung	= Diät
Gaspedal	= Diätende
Tacho	= dein Stoffwechsel

»Stell dir bitte vor, du hast eine Lebenserwartung von 80 Jahren und dein Stoffwechsel läuft auf 100 %. Im Alter von 20 Jahren machst du eine Diät und verlangsamst so deinen Stoffwechsel auf 90 %. Nach ein paar Wochen beendest du diese und dein Stoffwechsel »beschleunigt« wieder auf 95 %.
Im Alter von 21 Jahren machst du erneut eine Diät, die du nach ein paar Wochen wieder beendest. Auch durch sie hat dein Stoffwechsel an Fahrt verloren und läuft nun auf 90 %. Du wiederholst diese Diäten noch einige Male, bis dein Stoffwechsel nur noch mit 50 % »Geschwindigkeit« läuft. Inzwischen bist du 40 Jahre alt geworden.«

Verstanden?
So oder so ähnlich geht es vielen Menschen, die Diät nach Diät hinter sich haben oder über Jahre zu wenig gegessen haben. Ihr Körper hat mit jeder Diät Muskelmasse eingebüßt und förmlich verlernt, Fett zu verstoffwechseln. Das »Notlauf-« und das »Urzeit-Überlebensprogramm« machten Überstunden um Überstunden und die verlorene Muskulatur ließ den Energiebedarf sinken.

Das Resultat: Du isst weniger als vorher und nimmst trotzdem zu.
Es gibt nur einen Weg, um aus diesem Dilemma herauszukommen: »Gas geben«!
Dies bedeutet für dich zum einen, mehr zu essen und zum anderen, dir mit Krafttraining deine verlorene Muskulatur zurückzuholen. Wäre es nicht toll: Mehr zu essen und trotzdem abzunehmen?
Dies ist möglich! Wichtig ist, dass dein misstrauisches Betriebssystem feststellt, dass es immer genug Nahrung bekommt. Du solltest sukzessive deine Nahrungszufuhr erhöhen und gleichzeitig deinen Trainingsumfang anpassen. Wichtig dabei ist, dass du deinem Körper die richtigen Treibstoffe und Baumaterialien zu Verfügung stellst (siehe auch Kapitel »12. Der grüne Tag«).
Und verliere nicht die Nerven, wenn du unter Umständen anfangs an Gewicht zulegst, dies ist normal.
Übrigens diente diese Geschichte als Metapher zum besseren Verständnis. Tatsächlich zeigten Studien aus den 1930er Jahren, welche heute von keiner Ethikkommission zugelassen würden, dass eine Stoffwechselverlangsamung von maximal 20 % möglich ist. Fakt jedoch ist, dass viele Menschen während Extremdiäten Muskeln verlieren, welche sie sich nicht »zurückholen«. Gehöre du nicht dazu!

Lass uns in diesem Zusammenhang nun den Nährstoff genauer anschauen, der dir nicht nur beim Abnehmen behilflich ist, sondern auch gute Laune macht.

10.
EIWEISS – DER WERTVOLLSTE BAUSTEIN IN DEINER ERNÄHRUNG

Zunächst möchte ich mir mit dir mal die verschiedenen Eiweißquellen anschauen. Wir unterscheiden zwischen tierischen und pflanzlichen Eiweißquellen. Tierisches Eiweiß kann von deinem Körper besser aufgenommen werden als pflanzliches, da die Strukturen des tierischen Eiweißes denen deines Körpers ähnlicher sind als die des pflanzlichen.
Dies liegt daran, dass wir Menschen mehr Tier als Pflanze sind.

10.1 TIERISCHES EIWEISS

Quellen von tierischen Eiweißen sind zum Beispiel:
- Fisch
- Fleisch
- Milchprodukte
- Hühnerei

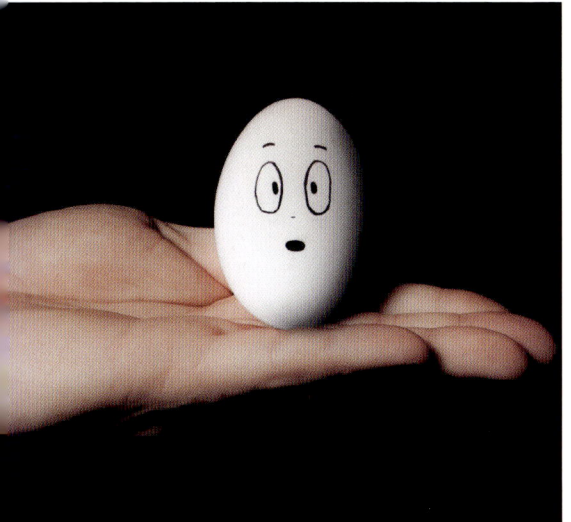

Das Hühnerei

Schauen wir uns doch das Hühnerei einmal etwas genauer an. Besteht es rein aus Eiweiß? Nein, es enthält auch Fett. Und, was denkst du, wo ist mehr Fett enthalten, im Eiklar oder im Eigelb?
Im Eigelb. Noch eine Frage, was denkst du, wo ist mehr Eiweiß enthalten, im Eiklar oder im Eigelb?
Im Eigelb. Hast du es gewusst? Dem Hühnerei wird seit Jahrzehnten nachgesagt, dass es einen negativen Einfluss auf den Cholesterinspiegel hat. Was meinst du, stimmt das?
Nein, wie eine Studie der Universität Arizona aus dem Jahr 2009 ergab. Vielmehr lässt das im Ei enthaltene Lecithin den Cholesterinspiegel sogar sinken.
Weiterhin ergab eine Studie der amerikanischen Krebsgesellschaft, dass der Verzehr von Eiern sogar die Rate der Herzinfarkte und Schlaganfälle sinken lässt.

Eiweiß ist der Nährstoff, der am meisten sättigt
Britische Studien ergaben, dass Probanden nach einem Rührei-Frühstück (zwei Eier) länger satt waren und so in den nächsten 36 Stunden weniger Kilokalorien zu sich nahmen als eine Vergleichsgruppe, die stattdessen einen Bagel frühstückte. Der Bagel besteht, wie du sicherlich weißt, aus »schlechten« Kohlenhydraten. Die Eier-Testgruppe konnte so innerhalb zweier Monate ihr Körpergewicht deutlich verringern. Das Hühnerei enthält hochwertiges Eiweiß,

wichtige Vitamine und Mineralstoffe sowie Antioxidantien. Somit hilft der Verzehr von Eiern, dein Skelett zu festigen, deine Sehkraft zu erhalten und wirkt als Zellschutz (Türsteher) vor ungebetenen Besuchern wie zum Beispiel den »freien Radikalen«, die Krankheiten wie Krebs, Arteriosklerose, Diabetes oder Alzheimer entstehen lassen können.

Fazit:
- Ein erhöhter Cholesterinspiegel ist nicht auf den Verzehr von Eiern zurückzuführen. Lass dir somit den täglichen Verzehr von Eiern auf keinen Fall verderben!

Du solltest darauf achten, Eier mit hohem Omega-3 Anteil-zu kaufen.

> *Das weiß jeder,*
> *wer's auch sei,*
> *gesund und stärkend*
> *ist das Ei.*
>
> Wilhelm Busch

10.2 PFLANZLICHES EIWEISS

Beispiele für pflanzliche Eiweißquellen sind:
- Gemüse
- Hülsenfrüchte
- Getreide
- Kartoffeln

Die Kartoffel

Die Kartoffel als Eiweißquelle?
Ja, du liest richtig. Die Kartoffel enthält zwar nur rund 2 % Eiweiß, jedoch ist der Gehalt an essenziellen Aminosäuren (siehe auch Kapitel »10.10 Eiweiß ist nicht gleich Eiweiß«) so hoch, dass die Kartoffel von allen pflanzlichen Eiweißquellen den höchsten Anteil an verwertbarem Eiweiß liefert.

➠TIPP

Zieh den Erwerb von Bioeiern dem von Eiern von Hühnern aus Massenhaltung vor, da sie aufgrund ihrer Ernährung einen höheren Omega-3-Anteil enthalten. Übrigens betrifft dies auch Bio-Fleisch, denn Fleisch von Tieren aus natürlicher Haltung und Fütterung liefert wertvollere Nährstoffe als Fleisch von Tieren aus kommerziellen Mastbetrieben. Selbstverständlich sind Bio-Nahrungsmittel teurer, doch ganz nebenbei setzt du so auch ein Zeichen in Richtung eines würdevolleren Umgangs mit Tieren. Hier bist du einmal mehr gefragt, dich als Ernährungsdetektiv zu beweisen.
Ach übrigens, gute Qualität braucht nicht immer Bio. Vielleicht hast du ja in deinem regionalen Umland einen Bauernhof, der noch freilaufende Hühner hat und selbst schlachtet.

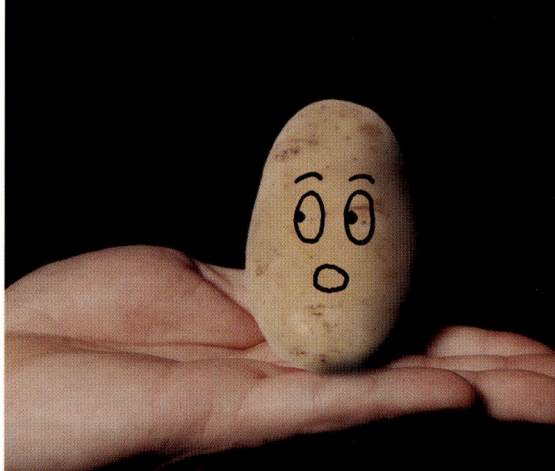

Doch aus was besteht die Kartoffel hauptsächlich?

Sie besteht zu rund 80 % aus Wasser und verfügt somit über eine Energiedichte von nur 0,7. 100 g Kartoffeln liefern nur rund 71 kcal.

Dazu mal ein kleiner Vergleich: Ein Beutel Reis (125 g) liefert identisch viel Energie wie 600 g Kartoffeln! Die Kartoffel ist also besser als ihr Ruf. Problematisch beziehungsweise zu einem ungesunden Nahrungsmittel wird die Kartoffel erst, wenn sie zu Pommes Frites oder Chips weiterverarbeitet und mit industriell gehärteten Fetten frittiert wird.

Übrigens stecken in der Kartoffel wertvolle Vitamine und Mineralstoffe sowie Ballaststoffe, die für einen langanhaltenden Sättigungseffekt sorgen.

Der Kohlenhydratanteil in Form von Stärke liegt bei nur zirka 16 % und wird erst durch das Erhitzen für deinen Körper verdaulich gemacht.

10.3 DIE VERDAUUNG UND AUFNAHME VON EIWEISS

Eiweiß gerinnt nach dem Verzehr im Magen und wird im Dünndarm in einzelne Aminosäuren durch Enzyme aus der Bauchspeicheldrüse aufgespalten. Anschließend werden die Aminosäuren in die Dünndarmwand aufgenommen und über das Blut zur Leber transportiert.

Ich möchte bezüglich der Eiweißaufnahme ein Bild in deinem Kopf erzeugen und sie dir anhand der Geschichte des Doppeldeckerbusses erklären.

Die Geschichte vom Doppeldeckerbus – Teil I

Du isst Eiweiß. Eiweiß wird in deinem Magen-Darmtrakt in kleine Bausteine zerlegt, die wir Aminosäuren nennen und diese Aminosäuren verlassen deine Dünndarmwand (jetzt brauche ich wieder deine Phantasie) durch Drehkreuze wie an einem Busbahnhof und steigen danach in Busse (Transportsysteme) ein.

Jetzt stell dir bitte diese Busse wie englische Doppeldeckerbusse vor. Hast du dieses Bild? Welche Farbe hat dein Bus? Ich schätze rot? Lass uns den Bus nun zum Lackierer bringen und ihn apfelgrün lackieren.

Ich fasse die Geschichte noch einmal zusammen:

»Du isst Eiweiß. Eiweiß wird in deinem Magen-Darmtrakt in kleine Bausteine zerlegt, die wir Aminosäuren nennen, und diese Aminosäuren verlassen deine Dünndarmwand durch Drehkreuze, wie an einem Busbahnhof, und steigen danach in apfelgrüne Doppeldeckerbusse ein.«

Alles klar? Zu einem späteren Zeitpunkt werde ich diese Geschichte nochmal aufgreifen.

10.4 EIWEISS UND DESSEN FUNKTIONEN IN DEINEM KÖRPER

Welche wichtigen Funktionen Eiweiß in deinem Körper übernimmt, möchte ich mir mit dir genauer anschauen.

Interessant ist, dass alles, was du an deinem Körper anfassen kannst, im Prinzip aus Eiweiß besteht. Deine Haut, Haare, Nägel sowie auch deine Muskulatur bestehen aus Aminosäuren.

Eiweiß – »All Inklusive«

Vielen Menschen ist folgendes Phänomen widerfahren und eventuell hast auch du es bereits erlebt?

Stell dir vor, du machst Urlaub: 14 Tage »All Inklusive«. Du bedienst dich am reichhaltigen Buffet, isst zum Frühstück Eier und Lachs, mittags Geflügel und Fleisch, abends Fisch und all diese leckeren Dinge, die das Hotel so zu bieten hat. Höchstwahrscheinlich nimmst du mehr Kalorien zu dir, als du es zu Hause tust. Doch was soll's, schließlich hast du dir diesen Urlaub mehr als verdient und von Kalorienzählen und gesunder Ernährung möchtest du gerade nichts wissen.

Anfang der zweiten Woche deines Urlaubs fällt dir plötzlich auf, dass du deine Fingernägel bereits kürzen musst. Und kurz vor deiner Heimreise bemerkst du, dass deine Haare ebenfalls auf wundersame Weise gewachsen sind …

Was ist geschehen?

Dein Körper hat die nötige Menge Bausteine bekommen, die er doch so dringend braucht. Hast du eine Idee, um welche Bausteine es sich handelt? Es handelt sich um Eiweiß. Dein Körper hat endlich genügend davon erhalten. Und übrigens bestehen deine Haare zu über 90 % aus Aminosäuren.

Dein Stoffwechsel wurde angekurbelt, da es Nahrung im Überfluss gab. Von Hungersnot keine Rede mehr, dein Körper hat die Nährstoffe förmlich aufgesaugt wie ein Schwamm.

Zu Hause angekommen geht's direkt auf die Waage und die zeigt, wie soll es auch anders sein, ein paar Kilo mehr an als noch vor dem Urlaub.

Und jetzt, wo der Stoffwechsel wieder auf Hochtouren läuft, wäre der ideale Zeitpunkt, um mit der »8 Diamanten-Strategie« zu starten, doch du tust, was die meisten Menschen an dieser Stelle tun. Du machst eine Diät!

Die Entscheidung ist schnell gefasst: »Ab morgen geht's los, ab morgen mache ich Diät!« Und so beginnt der Kreislauf von vorn: Das sensible »Notlaufprogramm« wird wieder einmal gestartet, der Körper wird in eine Hungersnot gezwungen und der Stoffwechsel verlangsamt sich aufs Neue. Ein Teufelskreis.

> ➡**TIPP**
>
> *Falls dein Stoffwechsel auf Sparflamme läuft und du »All Inklusive«-Urlaub gebucht hast, genieße ihn und starte direkt danach mit der »8-Diamanten-Strategie«, denn dann läuft dein Stoffwechsel auf Hochtouren und du hast optimale Voraussetzungen zum Abnehmen.*

Dies ist häufig der Grund dafür, weshalb Menschen davon sprechen, dass sie aus jedem Urlaub immer ein Mitbringsel behalten, welches sie nicht mehr loswerden. Nämlich ein, zwei oder mehr Kilogramm Körpergewicht.

Und dabei würde die richtige Ernährung und das richtige Training gerade hier Wunder bewirken.

10.5 SCHLAPPE, SCHWACHE MUSKELN – BRÜCHIGE FINGERNÄGEL – SPLISSIGE HAARE?

Eiweiß sorgt für Wachstum. Und für das nicht nur von Haaren und Nägeln, sondern auch für das deiner Haut und deiner Muskulatur, denn Eiweiß liefert den nötigen Baustoff zur Zellerneuerung deiner Haut und zur Muskelregeneration.

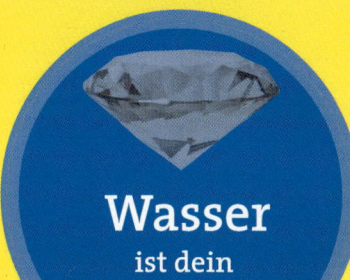

Wasser
ist dein
Lebenselexier

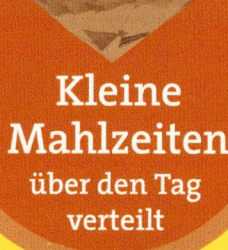

**Kleine
Mahlzeiten**
über den Tag
verteilt

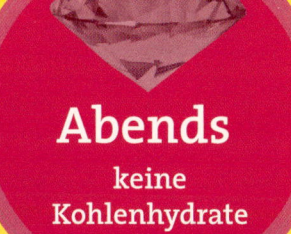

Abends
keine
Kohlenhydrate

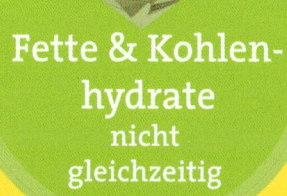

Fette & Kohlen-
hydrate
nicht
gleichzeitig

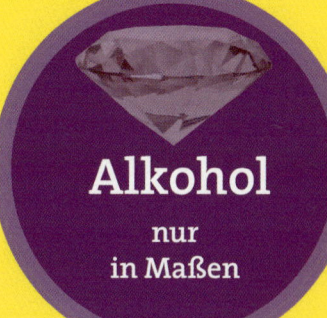

Alkohol
nur
in Maßen

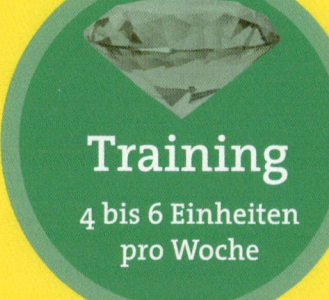

Training
4 bis 6 Einheiten
pro Woche

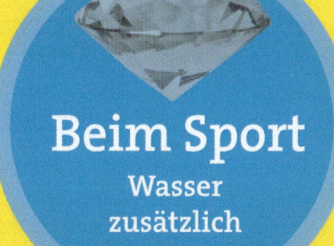

Beim Sport
Wasser
zusätzlich

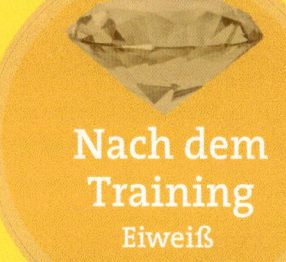

**Nach dem
Training**
Eiweiß

Dies ist auch der Grund dafür, weshalb du unmittelbar nach dem Training deinem Körper hochwertiges Eiweiß zuführen solltest.

Fazit:
- Ohne Eiweiß keine Muskel- oder Figurstraffung!
- Ohne Eiweiß kein Muskelaufbau!
- Ohne Eiweiß keine stabilen Fingernägel!
- Ohne Eiweiß kein gesundes Haar!
- Ohne Eiweiß keine schöne Haut!

10.6 EIWEISS UND DEIN IMMUNSYSTEM – DEINE GESUNDHEITSPOLIZEI

Auch für dein Immunsystem ist Eiweiß von elementarer Bedeutung. Es besteht zu 1,5 Kilogramm aus Eiweiß. Und Eiweiß sorgt für die Bildung von Antikörpern. Diese Antikörper wiederum setzt deine »Gesundheitspolizei« gegen Viren und andere Angreifer ein. Bekommt deine »Gesundheitspolizei« nicht genügend Waffen (Eiweiß), kann sie ihren Job nicht machen. Die Folge: Dein Körper wird infektanfälliger.

Fazit:
- Ohne Eiweiß kein stabiles Immunsystem!

10.7 EIWEISS UND DEINE REGENERATIONSFÄHIGKEIT

Für die Regeneration deines Körpers benötigst du Aminosäuren, aus denen dein Körper Hormone und Enzyme bastelt.
Was denkst du, zu welcher Tageszeit findet dein Körper die Zeit, sich dieser Arbeit zu widmen?

Tagsüber oder nachts?
Natürlich in erster Linie nachts. Nämlich dann, wenn er zur Ruhe kommt. Aus diesem Grund ist es ja auch so wichtig, dass du deinem Körper abends wertvolle Bausteine in Form von hochwertigem Eiweiß lieferst.

Fazit:
- Ohne Eiweiß keine Regeneration!

10.8 EIWEISS UND DEIN FETTSTOFFWECHSEL

Dein Körper bildet fettabbauende Enzyme aus Eiweiß. Bekommt er nicht genügend davon, kann dein Fettstoffwechsel nur eingeschränkt funktionieren.

Fazit:
- Ohne Eiweiß keine Fettverbrennung!

Wie wichtig Eiweiß für deinen Körper ist, ist dir sicherlich klar geworden.
Bestimmt interessiert dich nun, wie viel Eiweiß du täglich zu dir nehmen solltest?

10.9 DEIN EIWEISSBEDARF

Wie du bereits erfahren hast, essen sieben von zehn Frauen und fünf von zehn Männern zu wenig, um abzunehmen. Und es kommt noch »dicker«: Sie essen auch noch falsch! Nämlich zu viele »böse« Fette und »schlechte« Kohlenhydrate und unterm Strich viel zu wenig Eiweiß und gesunde Fette.

➡**TIPP**

Reduziere die Aufnahme von schlechten Kohlenhydraten und erhöhe die Zufuhr von wertvollem Eiweiß.

Zur Erinnerung:
Eiweiß und Kohlenhydrate liefern die gleiche Menge an Energie, sprich rund 4 kcal. Deine Energiebilanz bleibt also unverändert.
Auch wenn gerade Eiweiß das Thema ist, möchte ich es mir nicht nehmen lassen, an dieser Stelle folgenden Tipp loszuwerden.

➡**TIPP**

Ersetze die »bösen« und die »bedingt guten« Fette durch die »gesunden« Fette (siehe auch Kapitel »7. Dein geliebter Feind – Das Fett«).

Wie beim vorangegangenen Tipp bleibt auch in diesem Fall deine Energiebilanz unverändert, da du ja lediglich Fette zu Gunsten der gesünderen Quelle tauschst.

Eiweiß-Mindestmengenempfehlung für Frauen

Ich empfehle Frauen mindestens 1,5 g Eiweiß je Kilogramm Körpergewicht und Tag.

Mengenbeispiel
Stelle dir bitte einmal vor, du seist eine 60 kg leichte Frau und nehmen wir an, dass deine alleinige Eiweißquelle Magerquark wäre. Dies ist natürlich nicht möglich, da du über verschiedene andere Nahrungsmittel, die du den lieben langen Tag über verzehrst, Eiweiß aufnimmst, ohne dir dessen bewusst zu sein.

60 kg x 1,5 g = 90 g Eiweiß
90 g Eiweiß entsprechen zirka 750 g Magerquark. Du dürftest demnach täglich 750 g Magerquark verzehren, um deinen Bedarf zu decken.

In folgenden Quellen stecken rund 90 g Eiweiß:
- 750 g Magerquark (3 Becher à 250 g)
- 450 g Hähnchenbrustfilet
- 360 g Thunfisch (2,8 Dosen)
- 333 g Harzer Käse (6,6 Scheiben)
- 2,7 Shakes PRO80 Eiweiß-Pulver (30 g) mit 300 ml Milch (1,5 %)

Eiweiß-Mindestmengenempfehlung für Männer

Meine Mindestempfehlung für Männer lautet: 2,0 g je Kilogramm Körpergewicht und Tag.

Mengenbeispiel
Stelle dir dazu bitte einmal vor, du seist ein 80 kg schwerer Mann und auch du würdest als alleinige Eiweißquelle Magerquark nutzen.

80 kg x 2,0 g = 160 g Eiweiß
160 g Eiweiß sind ungefähr in 1333 g Magerquark enthalten. Demnach würde das für dich bedeuten, täglich 1333 g Magerquark zu verdrücken, um deinen Tagesbedarf an Eiweiß zu decken.

In folgenden Quellen stecken rund 160 g Eiweiß:

- 1333 g Magerquark (5,3 Becher à 250 g)
- 800 g Hähnchenbrustfilet
- 640 g Thunfisch (4,9 Dosen)
- 593 g Harzer Käse (11,9 Scheiben)
- 4,7 Shakes PRO80 Eiweiß-Pulver (30 g) mit 300 ml Milch (1,5 %)

Wie du siehst, ist dies nicht gerade wenig, und eventuell stellst du fest, dass auch du deinem Körper noch zu wenig Eiweiß gönnst.

An dieser Stelle wird auch deutlich, weshalb es mitunter ratsam sein kann, dass du fünf bis sechs kleine, eiweißreiche Mahlzeiten zu dir nimmst.

Denn stell dir bitte einmal vor, du müsstest obige Eiweißmenge mit zwei bis drei Mahlzeiten zu dir nehmen. Wäre es nicht angenehmer, diese Mengen auf fünf bis sechs zu verteilen?

In vorangegangenen Beispielen habe ich ja verschiedenen Eiweißquellen miteinander verglichen. Da es auch bei den Eiweißquellen qualitative Unterschiede gibt, schlage ich vor, dass wir uns einmal anschauen, was den Unterschied ausmacht.

10.10 EIWEISS IST NICHT GLEICH EIWEISS – DIE QUALITÄT ENTSCHEIDET

Auch hierfür gibt es, wie soll es anders sein, ein Messinstrument. Quasi einen Qualitätsindex, denn hochwertiges Eiweiß wird gemessen an seiner biologischen Wertigkeit.

Die biologische Wertigkeit

Hier die Definition für biologischen Wertigkeit: »Die biologische Wertigkeit der Proteine in einem Lebensmittel ist ein Maß dafür, mit welcher Effizienz ein Nahrungsprotein in körpereigenes Protein umgesetzt werden kann. Je ähnlicher das Nahrungsprotein dem Körperprotein in seiner Aminosäurenzusammensetzung ist, desto weniger Nahrungsproteine pro Kilogramm Körpergewicht werden benötigt, um ein Proteingleichgewicht zu erreichen. Besondere Bedeutung kommt hierbei dem Gehalt an essentiellen Aminosäuren zu. Als Referenzwert dient das Vollei, dessen biologische Wertigkeit willkürlich auf 100 gesetzt wurde, da es zu damaliger Zeit das Protein war, für welches die höchste biologische Wertigkeit angenommen wurde. Das Konzept der »biologischen Wertigkeit« wurde von dem deutschen Ernährungswissenschaftler Karl Thomas (1883–1969) auf Anregung von Max Rubner entwickelt.«
Alles klar?
Aminosäuren hin, Aminosäuren her, je nach Literatur und Quelle findest du Angaben zwischen 18 und 23 Stück, die mit deinem Eiweißstoffwechsel in Verbindung gebracht werden.
Fakt jedoch ist, und da ist sich auch die Wissenschaft einig, acht (mit Histidin neun) von ihnen sind essentiell. Und essentiell bedeutet, sie sind lebensnotwendig. Doch nicht nur das, denn dein Körper kann sie selbst nicht bilden. Das bedeutet, dass du sie täglich mit der Nahrung zuführen musst.
Infolgedessen spielen alle anderen Aminosäuren lediglich eine »Nebenrolle«. Deshalb möchte ich, der Einfachheit halber, ab sofort von insgesamt 20 Aminosäuren berichten, nämlich von »acht Spezialisten« und »zwölf normalen Arbeitern«.

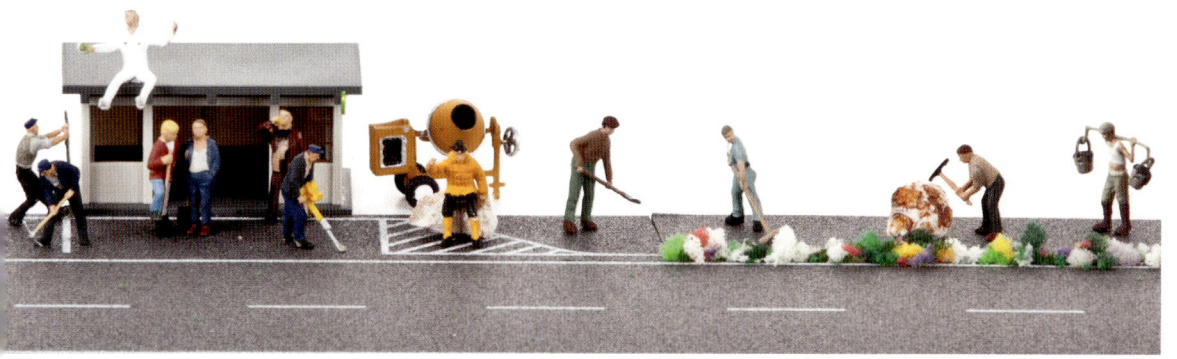

Die »zwölf normalen Arbeiter«

Die »zwölf normalen Arbeiter« kann dein Körper selbst bilden, indem er Muskelgewebe abbaut. Du verlierst also wertvolles Muskelgewebe, aus dem dein Körper wiederum Aminosäuren bastelt und diese liefern deinem Körper notwendiges Baumaterial. Verrückt – oder?

Im Umkehrschluss bedeutet dies, dass du wertvolles Muskelgewebe erhalten könntest, wenn du deinem Körper regelmäßig und vor allem genügend hochwertiges Eiweiß zuführen würdest. Logisch – oder?

Die »acht Spezialisten«

Anders sieht es bei den »acht Spezialisten«, den acht essentiellen Aminosäuren aus. Wenn du sie deinem Körper nicht zuführst, fehlen sie einfach. Dein Körper kann sie selbst nicht bilden! Sie sind so wichtig, dass ich sie gerne als das Sondereinsatzkommando deines Körpers bezeichne. Sie liefern quasi in rasender Geschwindigkeit (unter Polizeischutz versteht sich) wichtiges, fehlendes Baumaterial dorthin, wo es dringend benötigt wird.

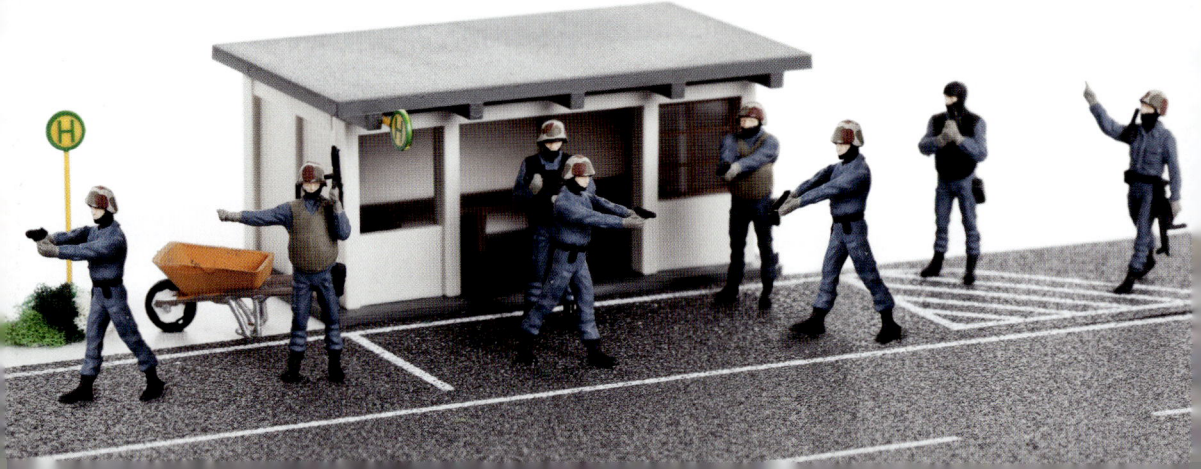

Und je höher der Anteil der »acht Spezialisten« (essentielle Aminosäuren) in einem Nahrungsmittel, desto höher die biologische Wertigkeit. Übrigens: An der Produktion des Glückshormons Serotonin ist einer der Spezialisten maßgeblich beteiligt. Es ist der »Spezialist« L-Tryptophan. Er dient als Vorstufe des Glückshormons und lässt dich darüber hinaus, abends zugeführt, gut schlafen (siehe auch Kapitel »19. Die 8 Diamanten«).

Das Hühner-Vollei und dessen biologische Wertigkeit

Das Hühner-Vollei war ja bereits mein Beispiel bei den tierischen Eiweißquellen. Nun dürfte dir klar werden, weshalb ich gerade das Ei als Beispiel ausgewählt habe. Denn das Hühner-Vollei weist als alleiniges Nahrungsmittel eine biolo-

gische Wertigkeit von 100 auf. Es steht somit an der Spitze der Eiweißlieferanten mit der höchsten biologischen Wertigkeit.

Die Kartoffel und deren biologische Wertigkeit

Und auch die Kartoffeln war aus gutem Grund mein Beispiel für einen wertvollen Eiweißlieferanten. Denn mit einer biologischen Wertigkeit von immerhin 69 macht sie eine gute Figur.

Kartoffel und Hühner-Vollei – ein unschlagbares Team

Einige Wissenschaftler wollten es genau wissen. Sie kombinierten diese zwei hervorragenden Eiweißlieferanten im Verhältnis 65 % Kartoffel und 35 % Hühner-Vollei und kamen so auf

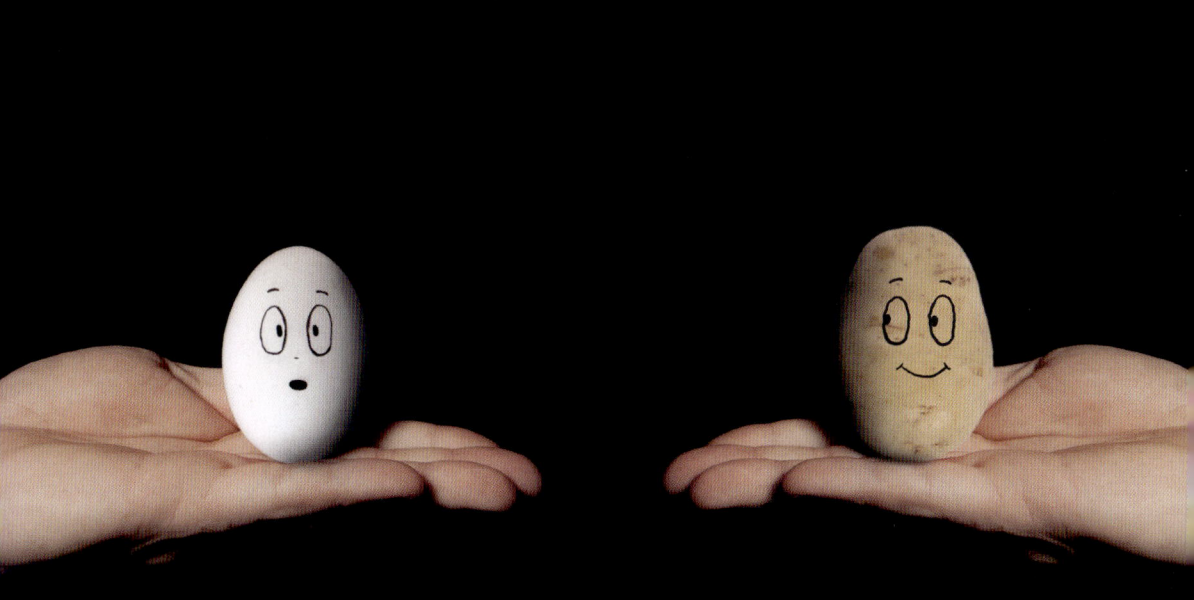

eine biologische Wertigkeit von 137. Dies ist das höchste je gemessene Ergebnis zweier Nahrungsmittel.

Dieses Beispiel zeigt, dass die Kombination von Nahrungsmitteln durchaus Sinn macht, um die biologische Wertigkeit zu erhöhen.

Eine Folienkartoffel mit Kräuterquark zum Beispiel erreicht ähnliche Werte. Dazu ein kleiner Beilagensalat, ein Stück Geflügel oder mageres Rind, und du hast ein perfektes Mittagessen. Übrigens, auch Haferflocken in Kombination mit Milch erreichen Werte jenseits der 100-Marke.

> **▶TIPP**
>
> *Haferflocken liefern Kieselsäure und Kieselsäure wiederum wirkt sich positiv auf sämtliche kollagenen Fasern, sprich dein Bindegewebe, aus. Und auch keine Angst vor den mitgelieferten Fetten, es sind gesunde Fette. Haferflocken am besten mehrmals in der Woche zum Frühstück verzehren.*

Fazit:

Je mehr essentielle Aminosäuren in einem Nahrungsmittel enthalten sind, desto höher ist die biologische Wertigkeit und je höher die biologische Wertigkeit, desto wertvoller wird dieses Nahrungsmittel für deine Ernährung.

Der Eiweißshake

Eiweißshake? »So was trinken doch nur diese Bodybuilder, die auch Anabolika und so Zeugs nehmen!« Solche oder ähnliche Aussagen sind selbst heute noch keine Seltenheit, dabei ha-

ben Eiweißshakes aus meiner Sicht durchaus eine Daseinsberechtigung in deiner Ernährung. Doch schauen wir uns zunächst einmal die Zusammensetzung eines Eiweißshakes genauer an, bevor wir zu den vielen Vorteilen gegenüber anderen Eiweißquellen kommen. Als Beispiel wähle ich das Produkt eines deutschen Herstellers für Premium-Sporternährung. Dieser Eiweißshake liefert 80 % (PRO80) Eiweiß in 100 g Pulver. Das Pulver wiederum besteht aus vier Komponenten: Milcheiweißpulver, Hühnereiklarpulver und den Molkeneiweißpulvern Lactalbumine und Lactglobuline. Hinzu kommen Vitamine, Farb- und Zuckeraustauschstoffe. Wer auf letztere verzichten möchte, wählt einfach ein geschmacksneutrales Eiweiß mit 95 % (Muscle 95) Eiweiß ohne Geschmacks- und Konservierungsstoffe. Die Hauptbestandteile eines Eiweißshakes sind also vier verschiedene weiße Pulver. Weiße Pulver, die aus natürlichen Quellen stammen, also von Chemie keine Spur.

So weit – so gut.

Zusammengefasst ist der Eiweißshake eine Kombination aus Milch-, Hühnereiklar- und Molkenpulver. Und die Kombination aus diesen Bestandteilen verleiht dem Eiweißshake eine biologische Wertigkeit von >100, was ihn aus meiner Sicht auch so wertvoll macht.

Frage: Gibt es andere weiße Pulver, die in deiner Ernährung vorkommen, die erwiesenermaßen ungesund sind? Wie sieht es mit Zucker und Weißmehl aus? Zucker und Weißmehl sind ebenfalls weiße Pulver, die beide aus natürlichen Quellen stammen, nämlich aus der Zuckerrübe und zum Beispiel dem Weizen. Der Unterschied ist, dass beide mit deinem Blutzuckerspiegel Pingpong spielen und Weizen darüber hinaus noch Gluten liefert, welches im Verdacht steht, deinen Darm zu schädigen. Langfristiger übermäßiger Verzehr führt also nicht nur zu Übergewicht, sondern macht auch krank. Er begünstigt zum Beispiel die Entstehung von Diabetes mellitus Typ 2.

Dies ist den meisten Menschen jedoch nicht bewusst.

Doch wehe, du wirst mit einem Eiweißshake oder gar einer Dose »erwischt«, dann hagelt es fragwürdige Blicke oder Aussagen wie: »Eiweiß schädigt doch die Nieren!«

Doch was ist dran an diesem Mythos? Hast du eine Nierenschädigung oder Diabetes, solltest du jegliche Ernährungsumstellung mit deinem Arzt abklären, denn dann kann Eiweiß tatsächlich schädlich sein.

Nicht so bei einem gesunden Menschen. Bist du gesund, brauchst du dir keine Gedanken über die Zufuhr von Eiweiß zu machen. Und wie du deine Nieren darüber hinaus gesund hältst, erfährst du im Kapitel »11. Gesundmacher Wasser«.

Fazit:
Ich möchte an dieser Stelle ausdrücklich betonen, dass ich dir nicht auferlegen möchte, dass du morgens, mittags und abends Eiweißshakes trinken sollst. Vielmehr möchte ich dir eine Alternative aufzeigen, wie du deine Ernährung schnell und einfach aufwerten kannst, sollte es dir nicht möglich sein, »naturbelassene« Quellen zu nutzen (siehe auch Kapitel »12. Der grüne Tag«, denn hier findest du Rezepte mit und ohne Eiweißshakes).

Weshalb ich persönlich ein großer Fan von Eiweißshakes bin, möchte ich dir im Folgenden erklären. Da wäre zunächst mal ein Vergleich der biologischen Wertigkeit einiger Nahrungsmittel.

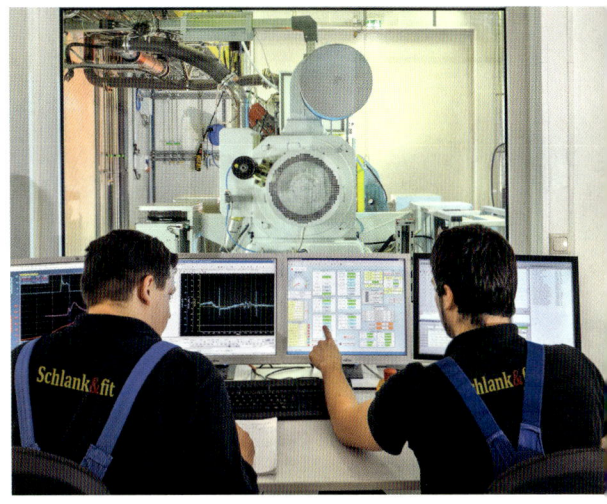

Der Eiweißshake auf dem Prüfstand

Bei nachfolgendem Beispiel habe ich bewusst Quellen gewählt, die möglichst wenig Fett und Kohlenhydrate liefern. Die angegebene Menge enthält jeweils rund 30 g Eiweiß.

Menge	Produkt	Eiweiß-gehalt	Biologische Wertigkeit
130 g	Hähnchen- oder Puten- brustfilet	23 %	70
120 g	Thunfisch in Wasser	25 %	72
143 g	Rinderfilet	21 %	79
100 g	Harzer Käse	30 %	80
250 g	Magerquark	12 %	81
Im Vergleich dazu:			
37,5 g	Eiweißpul- ver (PRO80)	80 %	>100

Fazit:

Der Eiweißshake liefert bei einer wesentlich geringeren Menge eine vielfach höhere biologische Wertigkeit als andere Eiweißquellen.

Doch nicht nur das, denn Eiweißshakes sind fast fettfrei, cholesterinarm und purinfrei. (Purine verstecken sich gerne in Alkohol und Fleisch – vorwiegend in Innereien. Sie setzen sich in Form von Harnsäure in deinen Gelenken ab und führen zu Gicht.) Abgesehen davon sind sie schnell zubereitet, schmecken und sättigen.

All dies sind Gründe dafür, weshalb ich den Eiweißshake gerne in meine Ernährung einbaue und auch dir empfehlen möchte.

Abschließend noch ein paar Worte zum Thema Biologische Wertigkeit. Du wirst im World Wide Web viele verschiedene Angaben zur BW finden. Dies liegt daran, dass unterschiedliche Referenz-Proteine zu Grunde liegen. Auch die von mir in diesem Buch gemachten Angaben (Referenz Hühnervollei) dienen lediglich als Richtung und dem besseren Verständnis. Ein besseres Verständnis in Bezug auf Qualität und Kombination verschiedener Eiweißquellen.

10.11 MUSKELKATER

Weißt du, wie Muskelkater entsteht, beziehungsweise weißt du, woher der Schmerz kommt?

Lange ging die Wissenschaft davon aus, dass eine Übersäuerung der Muskulatur die Ursache für Muskelkater sei, doch heute wissen wir, es sind kleinste »Muskelfaserverletzungen«.

Deine Muskulatur kannst du dir wie ein dickes Stromkabel vorstellen. Sie besteht aus einer Außenhülle (Faszie), in der sich wiederum eine Menge Kabel (Muskelfaserbündel) befinden. Die Kabel wiederum bestehen aus unzähligen Fasern, so wie dein Muskel auch. Die kleinste Faser ist die Myofibrille.

Diese Myofibrille ist unterteilt in kleine Abschnitte, die miteinander verbunden sind. Und diese Verbindungen heißen Z-Streifen. An jenen Z-Steifen kommt es bei intensiver Belastung, etwa durch Training, zu winzigen Verletzungen, quasi zu kleinsten Muskelfaserrissen.

So weit, so gut. Wenn du dich zum Beispiel mit einem Messer verletzt, spürst du doch den Schmerz sofort oder etwa nicht? Und wie ist das mit dem Muskelkater? Muskelkater kann heimtückisch sein und macht sich oftmals erst einen, manchmal sogar erst zwei Tage später bemerkbar. Hast du das schon einmal erlebt und weißt du, weshalb das so ist?

Ganz einfach, an jenen winzigen Muskelfaserrissen entstehen kleinste Entzündungen, die erst langsam nach der Verletzung (dem Training) entstehen. Und je nach Intensität des Trainings sind mehr oder weniger viele Fasern betroffen, was der Grund dafür ist, weshalb Muskelkater unterschiedlich stark ausgeprägt sein kann und je nach Belastung früher oder später zu spüren ist.

Es sind also kleinste Mikroentzündungen, die verantwortlich für den »geliebten« Schmerz nach dem Training sind.

In diesem Zusammenhang möchte ich einen Mythos aufdecken. Und zwar den des »Arnold Schwarzenegger-Gens«, von dem viele Frauen denken, dass sie es hätten.

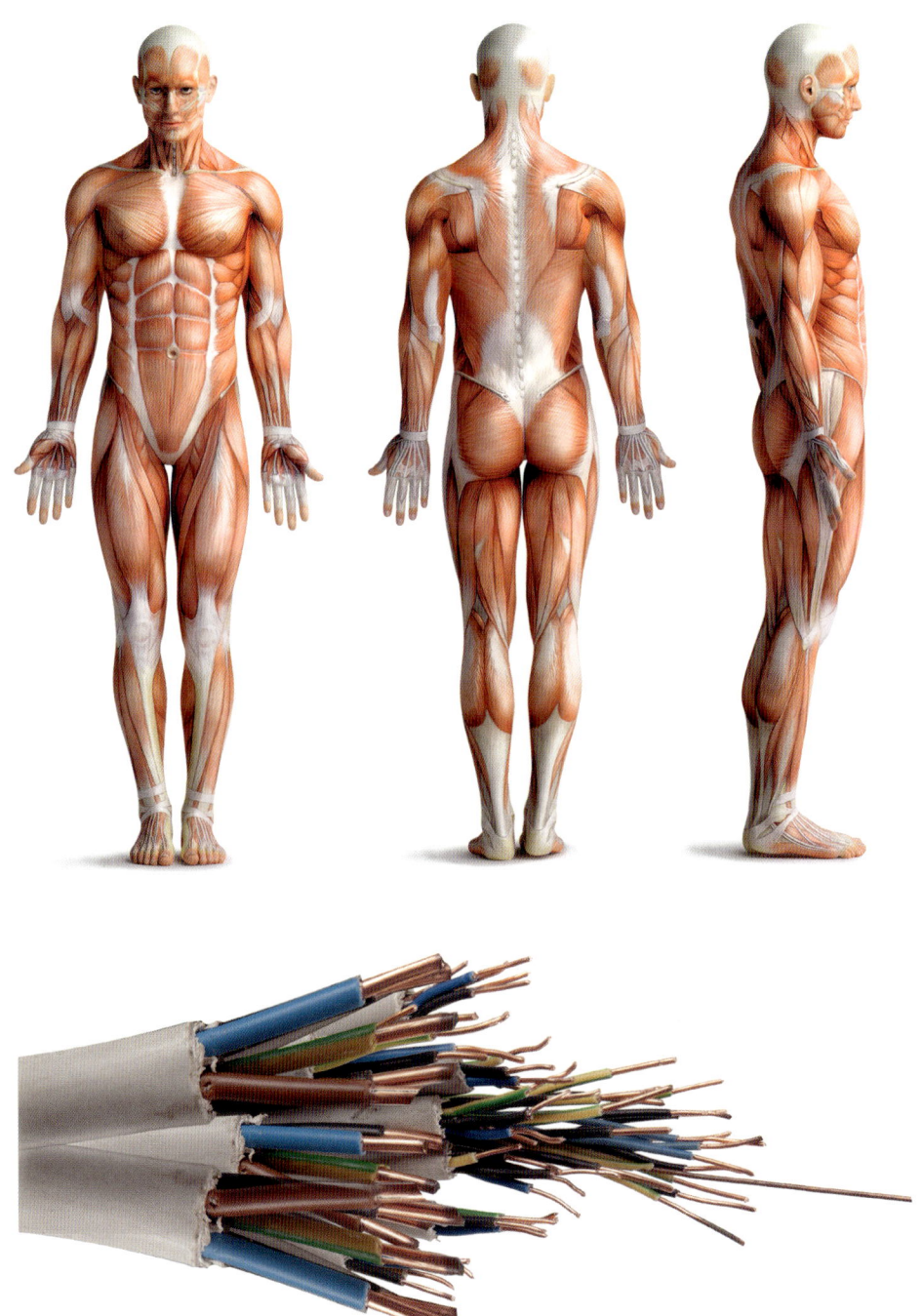

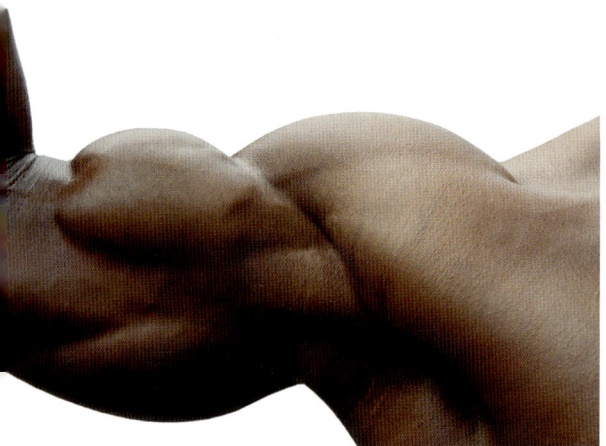

Das Arnold Schwarzenegger-Gen

Jeder Trainer kennt eine solche Situation. Eine Kundin beginnt mit dem Krafttraining: Ein bisschen Beinpressen, ein paar Kniebeugen und Ausfallschritte. Zwei Wochen später steht sie vor ihrem Trainer und fordert einen neuen Trainingsplan, da dieser sie wohl mutieren lassen würde. Sie ist der Annahme, dass sie von dem bisschen Training bereits riesige Oberschenkel aufgebaut hat. Aussagen wie: »Wenn ich so weiter trainiere, dann kann ich in einem halben Jahr an Bodybuilding-Meisterschaften teilnehmen!« oder »Wenn meine Oberschenkel und Waden noch dicker werden, sehe ich aus wie Arnold!«

Bilden sich diese Damen das Ganze nur ein? Nein, sie sind auf dem besten Weg, ihr Ziel zu erreichen, nämlich straffer, schlanker und knackiger zu werden. An dieser Stelle müssten sie beglückwünscht werden, da sich der erste Trainingserfolg eingestellt hat!

Meistens ist es allerdings so, dass die Damenwelt ihren Trainer erst gar nicht fragt, sondern eigenmächtig diese Übungen weglässt. Viele Frauen sind dann nur noch auf den Ausdauer-

geräten oder in den Gruppenkursen zu finden. Ich möchte weder Ausdauergeräte noch Gruppenkurse schlecht reden, ganz im Gegenteil: Sie haben absolut ihre Berechtigung, wie du im Kapitel »15. Das Ausdauertraining« später noch erfahren wirst. Ich möchte vielmehr darauf aufmerksam machen, wie wichtig Krafttraining ist. Doch zurück zum Thema, was ist wirklich passiert? Was lässt die Oberschenkel der besagten Damen auf den ersten Blick »kräftiger« erscheinen?

Verantwortlich dafür sind drei Dinge: Erstens, du hast möglicherweise bereits ein paar Gramm Muskelgewebe aufgebaut. Und ein Gramm Muskelgewebe speichert rund 5 Gramm Wasser. Zweitens: die Mikroentzündungen. An den durch Krafttraining »verletzten« Fasern entstehen kleinste Entzündungen, welche wiederum Wasser einlagern. Und der dritte Grund ist begründet in den bisher schlummernden Kohlenhydratspeichern. Erinnerst du dich noch, wie viel Wasser ein Gramm Kohlenhydrate bindet, und weißt du noch, wie viel Gramm Kohlenhydrate dein Körper in der Lage ist, zu speichern? Zur Erinnerung: Der Körper eines Durchschnittsmenschen ist in der Lage, rund 400 g Kohlen-

> ►**TIPP**
>
> *Führe weiterhin Krafttraining durch. Denn der erste Trainingserfolg hat sich bereits eingestellt! Wenn du in einem Premium-Fitnessclub trainierst, bitte deinen Trainer um eine Körperanalysemessung, die dein Körperwasser ausweist. In der Regel werden in solchen Clubs Eingangschecks gemacht und du hast die Möglichkeit, deinen aktuellen Körperwasserwert mit dem des Eingangschecks zu vergleichen.*

hydrate in Muskulatur, Leber und Blut zu speichern. 1 g Kohlenhydrate bindet 3 g Wasser. Falls du zu den betroffenen Damen gehörst, herzlichen Glückwunsch, du hast einfach deine Kohlenhydratspeicher in deinen Oberschenkeln aktiviert und darüber hinaus offensichtlich richtig trainiert. Nicht mehr und auch nicht weniger.

Du wirst feststellen, dass dein Körperwasser sowie auch dein Muskelanteil gestiegen ist. Und noch etwas: Wie fühlen sich denn deine Oberschenkel an? Sind sie fester, straffer und knackiger geworden? Ganz bestimmt. Also, mach weiter, denn Muskeln verbrennen Fett und lassen dich knackig aussehen. Knochen und Fett können dies nicht!

Habe auch bitte in diesem Zusammenhang keine Angst vor der Zahl, die ganz oben auf der Waage steht: dein Körpergewicht. Dies ist nämlich möglicherweise gestiegen und resultiert in erster Linie aus Wasser, gefüllten Kohlenhydratspeichern und geringfügig Muskelgewebe. Achte vielmehr auf deinen prozentualen Körperfettanteil, dieser müsste nämlich gesunken sein. Behalte die Nerven, schaue mehr in den Spiegel als auf die Waage, mache eventuell Vorher-Nachher-Fotos und bleibe am Ball.

Fazit:
Verantwortlich für die Umfangzunahme ist in erster Linie die gesunde »Einlagerung« von Wasser. Der Oberschenkel sieht nicht nur fester und straffer aus, sondern er fühlt sich auch so an. Jetzt heißt es, am Ball zu bleiben und das Körperfett noch etwas zu reduzieren, denn die Traumfigur ist in greifbarer Nähe.

Und was ist mit dem »Arnold Schwarzenegger-Gen«?

Lass uns doch in diesem Zusammenhang einmal schauen, welches Gen, beziehungsweise Hormon, für das Muskelwachstum verantwortlich ist.

Das Muskelaufbauhormon Testosteron

Wie die Überschrift verrät, ist das männliche Sexualhormon Testosteron verantwortlich für den Muskelaufbau.

Doch Testosteron alleine lässt deine Muskeln nicht sprießen. Muskelaufbau erfordert diszipliniertes, konsequentes und strategisch aufgebautes Training in Kombination mit der richtigen Ernährung. Junge Männer haben eine höhere Testosteronausschüttung als ältere, und dennoch kann es Jahre dauern, bis sie ihr selbst gesetztes Ziel erreichen. Muskelaufbautraining ist harte Arbeit und erfordert ein Höchstmaß an Disziplin.

Frauen versus Testosteron
Bilden Frauen überhaupt Testosteron?
Ja, jedoch nur zirka ein Zehntel dessen, was ein Mann bilden kann. Ist es in Anbetracht dessen denn überhaupt möglich, dass Frauen in kürzester Zeit einen großen Umfang an Muskulatur aufbauen?
Nein! Und falls Du mir nicht glaubst, frag doch mal einen jungen Mann, der bereits seit ein paar Jahren trainiert. Frage ihn, ob es ihm leicht fällt, Muskeln aufzubauen. Ich kenne seine Antwort.

Fazit:
Du darfst beruhigt sein, das Arnold Schwarzenegger-Gen gibt es nicht.

➡**TIPP**

*Ich möchte dich nochmals ermuntern, Krafttrai-
ning durchzuführen. Erhöhe nach und nach die
Intensität, um wirklich ein paar Gramm Muskeln aufzubauen. Muskeln lassen dich nicht nur
besser aussehen, sondern sie sind deine Fettverbrennungsmotoren. Muskeln verbrennen Fett
und das sogar in der Nacht, wenn du dich an
die »8-Diamanten-Strategie« hältst. Du alleine
bestimmst, wie viele Fettverbrennungsmotoren
du dir »heranzüchten« möchtest (siehe Kapitel
»14. Das Krafttraining = Bodybuilding«).*

Muskelkater und die Geschichte vom Doppeldeckerbus – Teil II

Kleinste »Muskelfaserverletzungen« sind also
verantwortlich für den Schmerz beim Muskelkater. Hast du das Kapitel »10.9 Schlappe, schwa-
che Muskeln – brüchige Fingernägel – splissige
Haare?« aufmerksam gelesen? Dann solltest du
folgende Frage mit links beantworten können:
Was denkst du, wer oder was ist für die Reparatur dieser kleinen »Muskelfaserverletzungen«
zuständig? Hast du eine Idee?
Es ist Eiweiß, möglichst biologisch hochwertiges Eiweiß!
Genau genommen sind es die »zwölf normalen
Arbeiter«, die »acht Spezialisten« sowie die guten Omega-3-Fettsäuren, die die Entzündung
eindämmen und reparieren.

*»Du hast durch dein Training Muskelgewebe be-
schädigt und dein Körper möchte diesen Schaden
nun reparieren. Für die Reparatur dieser Schäden
gibt es eine bestimmte Gruppe Arbeiter.*

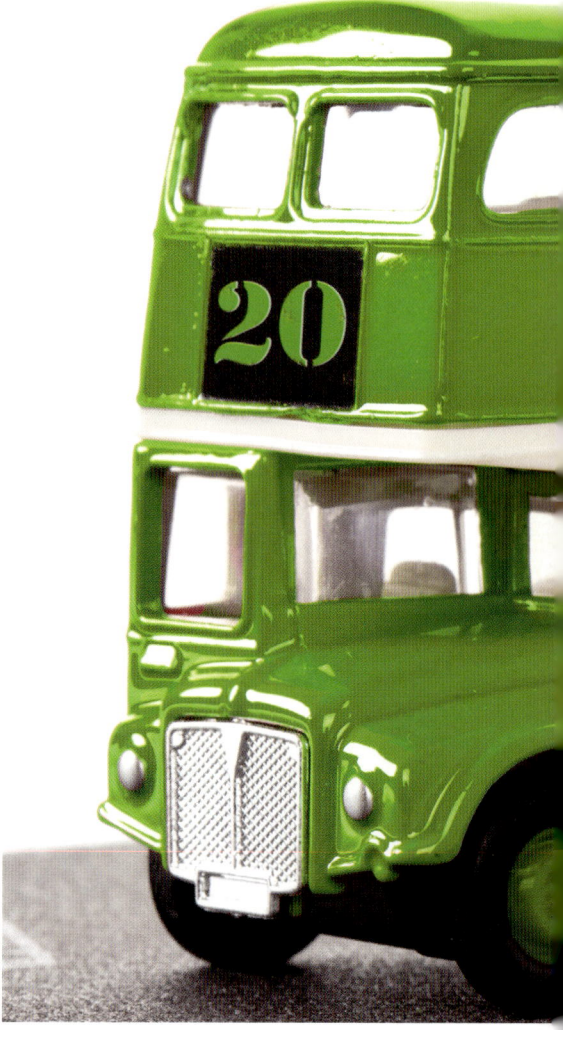

*Ein Trupp setzt sich aus 20 Arbeitern zusammen.
Acht von ihnen sind Spezialisten, die eine wichtige Funktion übernehmen.*

*An deiner Dünndarmwand stehen nun apfel-
grüne Doppeldeckerbusse mit je 20 Sitzplätzen
bereit.«*

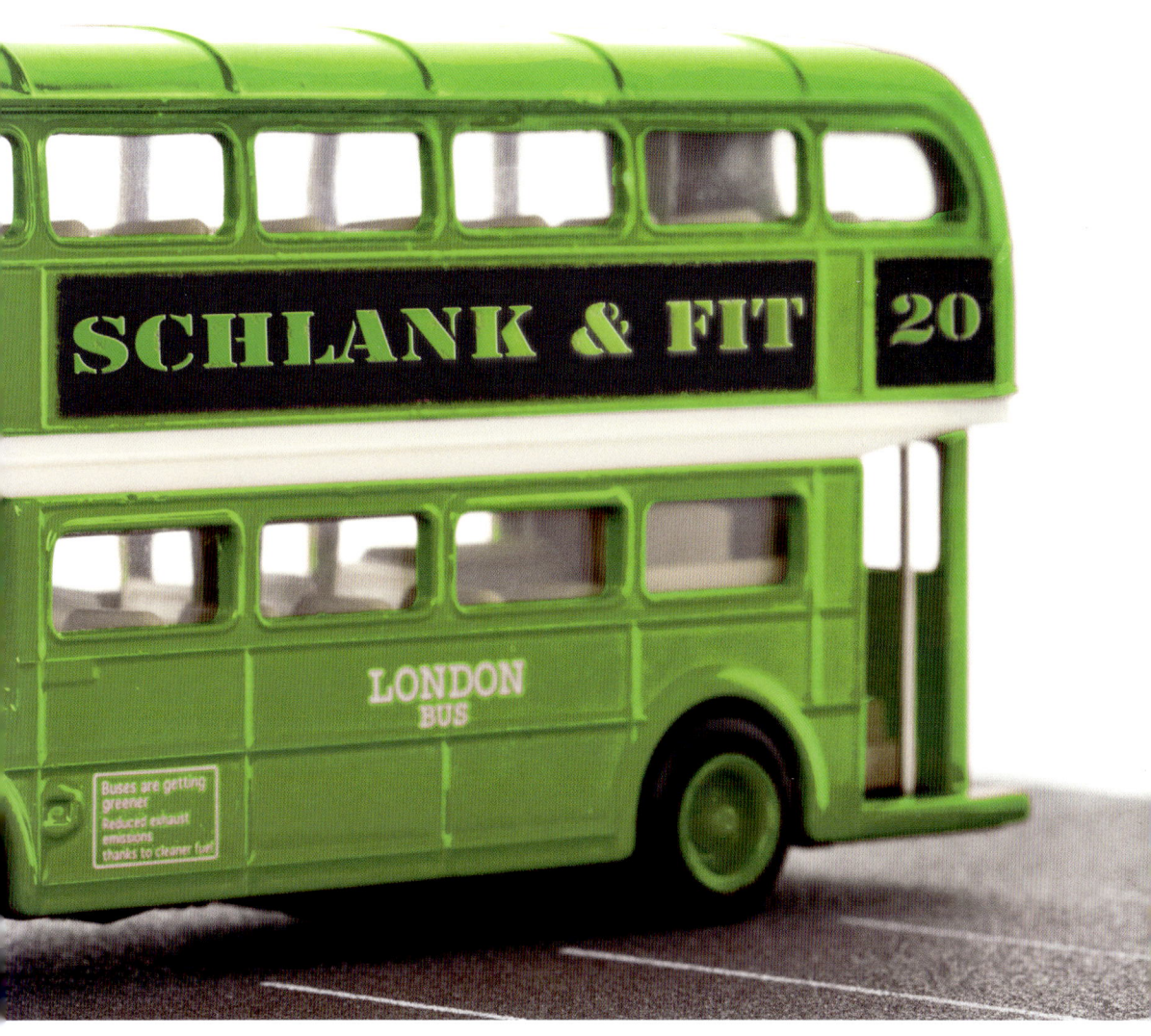

Jetzt eine entscheidende Frage: Was denkst du passiert, wenn auch nur ein Platz der »acht Spezialisten« unbesetzt bleibt?

Zur Erinnerung:

Mit »acht Spezialisten« sind die essentiellen Aminosäuren gemeint, die dein Körper selbst nicht bilden kann. Hast du sie nicht mit der Nahrung aufgenommen, sind sie nicht verfügbar. Sie fehlen einfach. Was denkst du, passiert nun? Bleibt der Bus stehen oder fährt er mit den »zwölf normalen Arbeitern« und nur »sieben Spezialisten« zur Baustelle?
Nein, er bleibt stehen!

Bleibt in einem Bus auch nur ein Platz eines Spezialisten unbesetzt, bleibt er solange stehen, bis du die fehlende Aminosäure mit deiner Nahrung aufgenommen hast.

In der Zwischenzeit sind deine Regenerationsprozesse blockiert.

Die biologische Wertigkeit bestimmt die Anzahl der Busse, die auf den Weg geschickt werden. Isst du zum Beispiel ein Hähnchenbrustfilet, mit einer biologischen Wertigkeit von 70, werden 70 Busse zur Baustelle geschickt. Trinkst du hingegen einen Eiweißshake PRO80 mit einer biologischen Wertigkeit von >100, werden rund ein Drittel mehr Busse auf den Weg geschickt.

Hast du den Unterschied verstanden?

Nun dürfte dir ein weiteres Mal klar werden, weshalb ich Eiweißshakes als so wertvoll erachte. Sie haben aus meiner Sicht eine Daseinsberechtigung in deiner Ernährung.

Und noch etwas: Du solltest deinem Körper möglichst direkt nach dem Training hochwertiges Eiweiß zuführen. Es gibt ein Nahrungsfenster, welches für einen Zeitraum von ca. 30 Minuten nach deinem Training offen steht. Schaffst du es nicht, deinem Körper innerhalb dieser 30 Minuten die nötigen Baustoffe (Eiweiß/Aminosäuren) zu liefern, fängt er an, körpereigenes Muskelgewebe abzubauen.

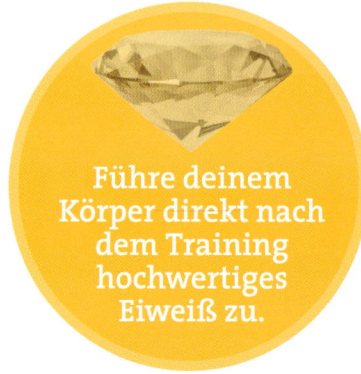

Führe deinem Körper direkt nach dem Training hochwertiges Eiweiß zu.

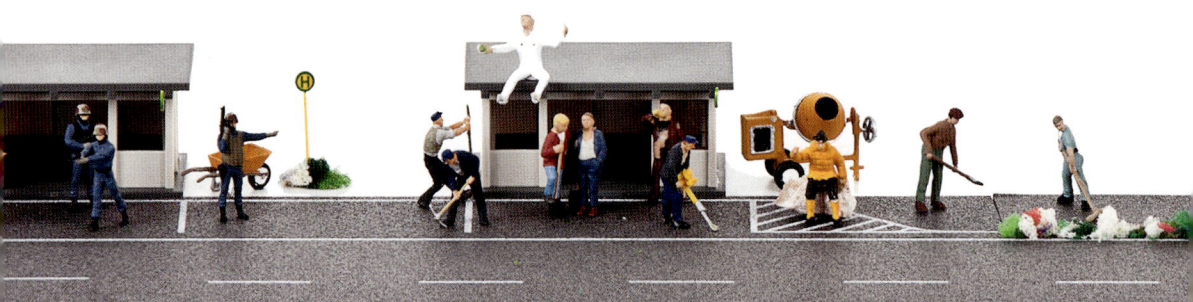

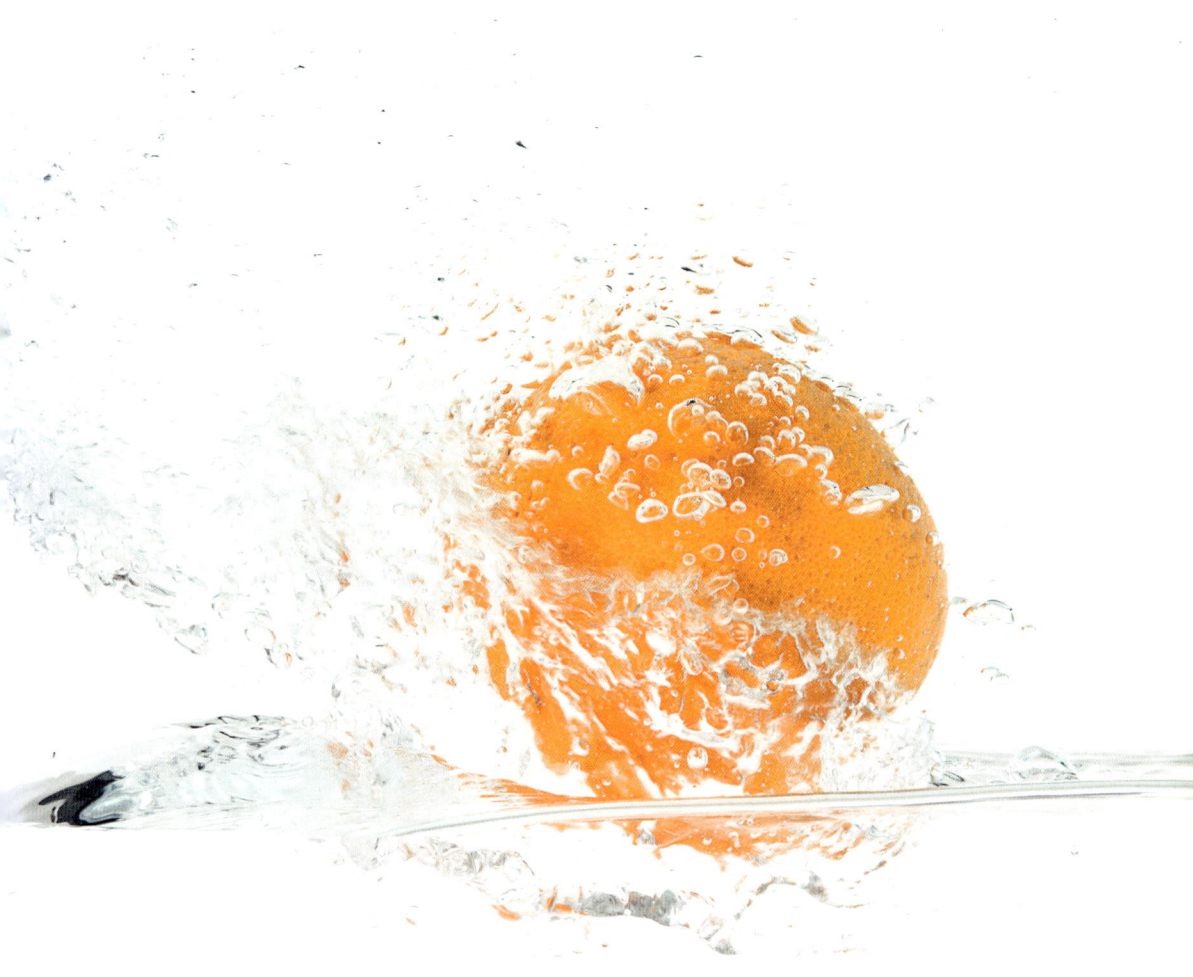

Zu wissen,
wie man etwas macht,
ist nicht schwer.
Schwer ist nur,
es zu machen.

Chinesisches Sprichwort

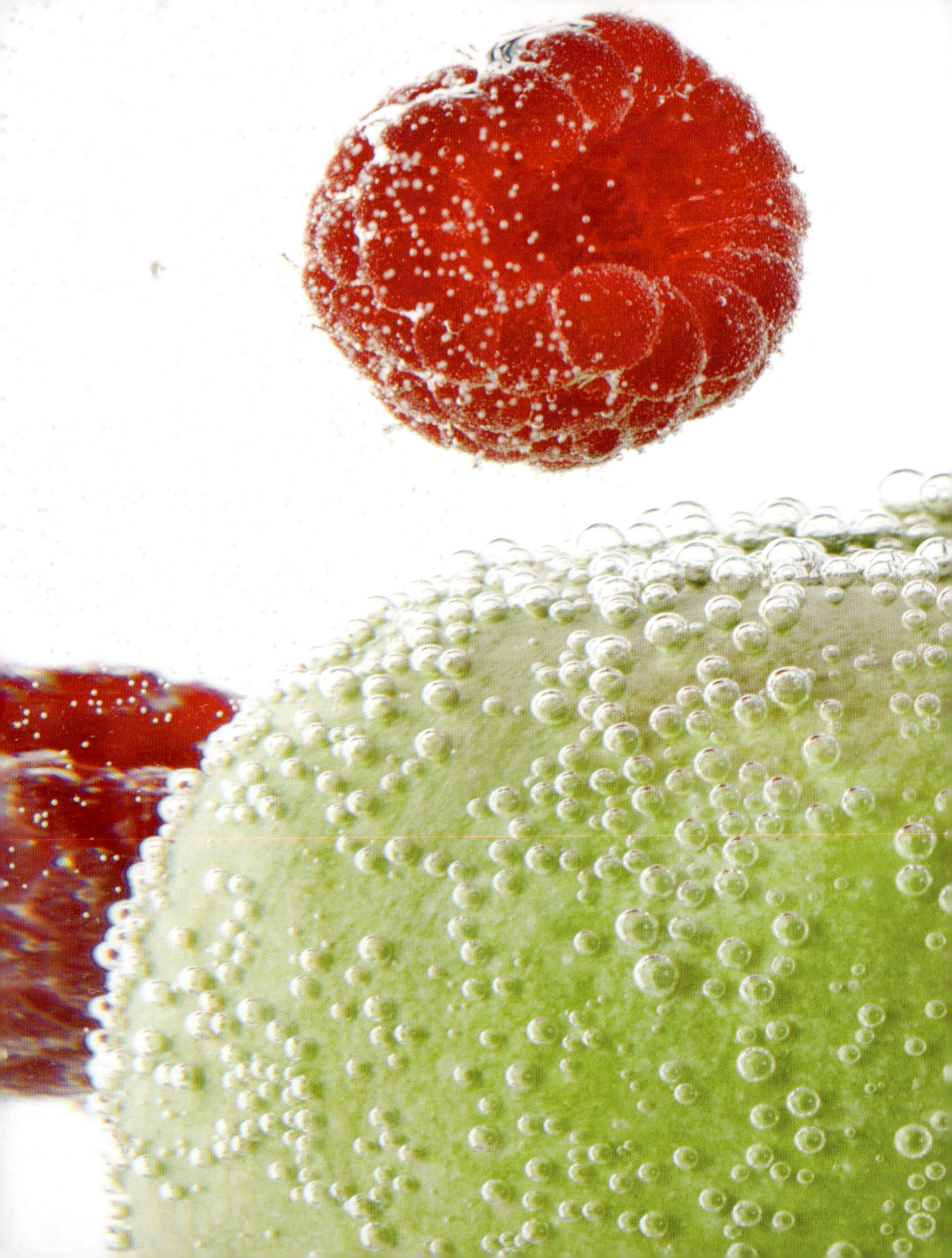

11.
GESUNDMACHER WASSER

Du verlierst täglich Wasser durch die Atmung, die Verdauung, den Urin und über den Schweiß. Trinkst du zu wenig, kann dies die Ursache für zahlreiche körperliche Beschwerden sein.

Wasser spielt bei vielen Abläufen in deinem Körper eine sehr wichtige Rolle. Es reguliert deine Körpertemperatur, dient als Transportmittel von Sauerstoff und Nährstoffen im Blut und ist für den Abtransport von Stoffwechselendprodukten und Giften über den Urin von größter Bedeutung.

Bereits der Verlust von 1 bis 2 % Flüssigkeit durch Schwitzen hat zur Folge, dass dein Blut dicker wird. Dein Herz muss mehr leisten. Deine Herzfrequenz steigt folglich. Es kann zu Kopfschmerzen kommen.

3 bis 4 % vermindern deine Leistungsfähigkeit und Ausdauer um bis zu 20 %.

5 bis 6 % Flüssigkeitsverlust führen zu Kraftlosigkeit und Krämpfen.

Über 8 % können bereits Lebensgefahr bedeuten.

11.1 TRINKMENGEN-EMPFEHLUNG BEI DIÄTEN

Es ist inzwischen fast egal, um welche Jahreszeit du eine Illustrierte oder Zeitschrift aufschlägst, ständig werden irgendwelche »hypergalaktisch-erfolgsversprechende« Diäten angepriesen. So unterschiedlich sie auch sind, eines haben alle gemeinsam, sie »sprechen« eine Trinkempfehlung aus. Hast du schon mal eine solche Empfehlung gelesen? Von zwei bis drei Litern ist hier meist die Rede.

Aus meiner Sicht kann eine solche pauschale Empfehlung nicht funktionieren, da verschiedene Parameter beachtet werden müssen.

Das Knochen-Mobile

Stelle dir bitte einmal eine 180 Zentimeter große, 50 Kilogramm leichte Frau vor, die auf die irrsinnige Idee kommt, abnehmen zu wollen. Eventuell möchte sie aussehen wie diese Knochen-Mobiles, die die Laufstege der Modewelt mit ihrem Dasein »bereichern«.

Viele Modemagazine oder Fernsehspots und auch Casting-Sendungen suggerieren der heutigen Frau ein Ideal, das nicht der Wirklichkeit entspricht. Annähernd 100 % aller Modefotos sind nachbearbeitet und auch die Bilder, die im Fernsehen gesendet werden, sind nicht real.

Eine Frau sollte aussehen wie eine Frau – Größe Zero ist aus meiner Sicht nicht erstrebenswert! Frauen mit einem sehr niedrigen Körperfettanteil setzen ihren Körper zudem einem enorm hohen Stress aus. Die Folge sind Menstruationsbeschwerden und im schlimmsten Fall sogar Unfruchtbarkeit. Auch dies ist übrigens wieder ein Urzeit-Überlebensprozess.

Eine sehr magere Frau hat häufig Probleme, schwanger zu werden, da die Natur sie schützen möchte. Denn die Schwangerschaft stellt seit Urzeiten ein »Überlebensrisiko« dar. Besitzt die werdende Mutter nicht genügend »Substanz«, schiebt die Natur einen Riegel vor.

Der Fötus steht immer an erster Stelle und daher kommt es auch, dass Schwangere sich nicht gut fühlen, weil sie zum Beispiel zu wenig Wasser trinken, während es dem »Kind« gut geht.

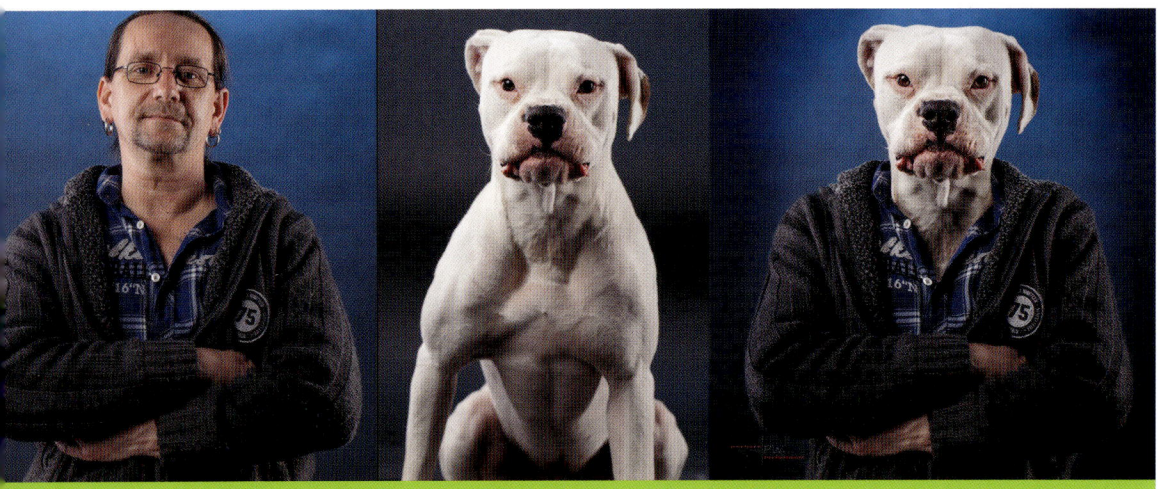

Vorher – Nachher

Doch zurück zu unserer abnehmwilligen 50 kg leichten Dame. Sie gehört zu der Gattung Mensch, welche sich weniger als 1000 Meter am Tag bewegt, in einem klimatisierten Büro arbeitet und keinen Sport treibt.

Was denkst du, passiert, wenn sie nun täglich deutlich kalorienreduziert isst und drei Liter reines Wasser trinkt?
Sie bekommt möglicherweise Muskelkrämpfe. Warum? Sie schwemmt die wenigen letztlich verbleibenden Mineralstoffe aus ihrem Körper aus. Dies ist übrigens auch einer der häufigsten Fehler von Marathon-Debütanten.

Der Marathon-Rookie

Einen Tag vor dem großen Wettkampf holt er seine Startnummer ab und sein ständiger Begleiter ist eine Wasserflasche. Kaum ist diese leer, wird die nächste besorgt. Bei jeder Gelegenheit wird getrunken, was das Zeug hält. Mehrere Liter am Tag. Auch am Morgen des Wettkampfes geht dies so weiter und kurz vor dem Start muss nochmal ein halber Liter rein. Im Wettkampf selbst kommt dann die Quittung. Für den Sportler aus unerklärlichen Gründen quälen ihn bereits bei Kilometer 20 Muskelkrämpfe und der so gut vorbereitete Wettkampf scheint zu scheitern. Doch warum?
Der Läufer hat es zu gut gemeint und die übertriebene Flüssigkeitsaufnahme hat dazu geführt, dass er die doch so notwendigen Mineralstoffe »ausgeschwemmt« hat.
Übrigens betrifft dieses Phänomen in erster Linie der Herren der Schöpfung, denn viele Männer trainieren nach dem Motto: »Viel hilft viel!«
Was denkst du würde diesem Sportler nun helfen? Magnesium?
Nein, Natrium, also Kochsalz. Denn Kochsalz ist für Ausdauersportler aufgrund ihrer hohen Schweißrate von elementarer Bedeutung.

Erfahrene Sportler wissen dies und haben für alle Fälle Salz »am Mann«. Oftmals kommt sogar eine Prise in ihre Trinkflasche und für einen Engpass auf dem Rennrad gibt es spezielle Vorrichtungen für Rennradlenker, die Magazine mit Salzkapseln beherbergen.

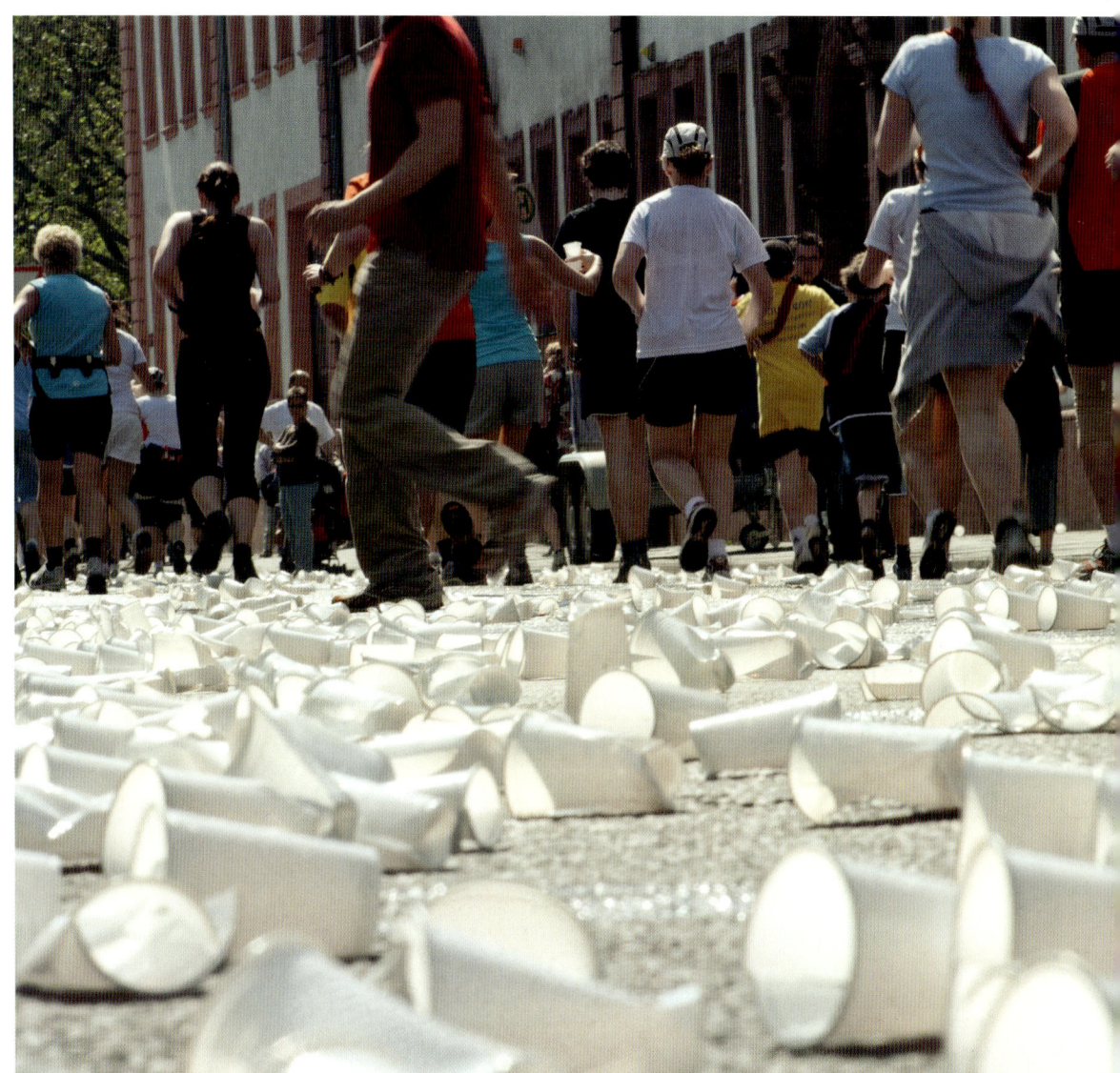

Der 100-Kilogramm-Muskelberg

Ein anderes Beispiel. Stell dir bitte einen 100 kg schweren Mann vor, der im Hochsommer seinen Beruf als Maurer ausübt. Auch er möchte ein paar Pfund abnehmen und hält sich an die Vorgabe der Diät aus der Zeitschrift. Er isst deutlich kalorienreduziert und trinkt zwei bis maximal drei Liter Wasser am Tag. Was widerfährt auch ihm möglicherweise? Auch er wird von Krämpfen heimgesucht. Nicht, weil er zu viel, sondern weil er viel zu wenig trinkt.

11.2 TRINKMENGEN-EMPFEHLUNG ALLGEMEIN

Wie du siehst, eine pauschale Trinkmengen-empfehlung von zwei bis drei Litern am Tag kann nicht funktionieren.

Ich empfehle dir als absolute Mindesttrinkmenge 30 ml Wasser pro Kilogramm Körpergewicht und Tag. Und wenn du abnehmen und gesund bleiben möchtest, bis zu 40 ml.

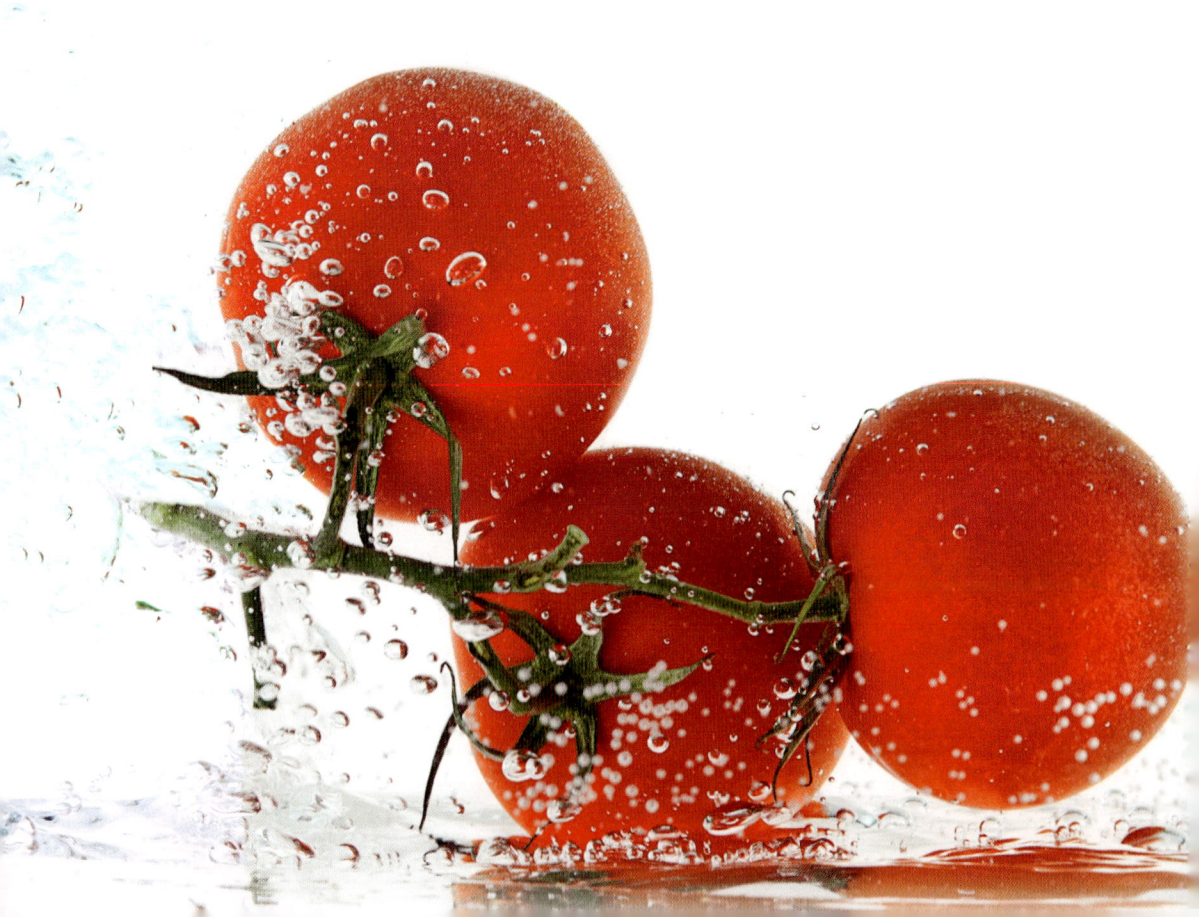

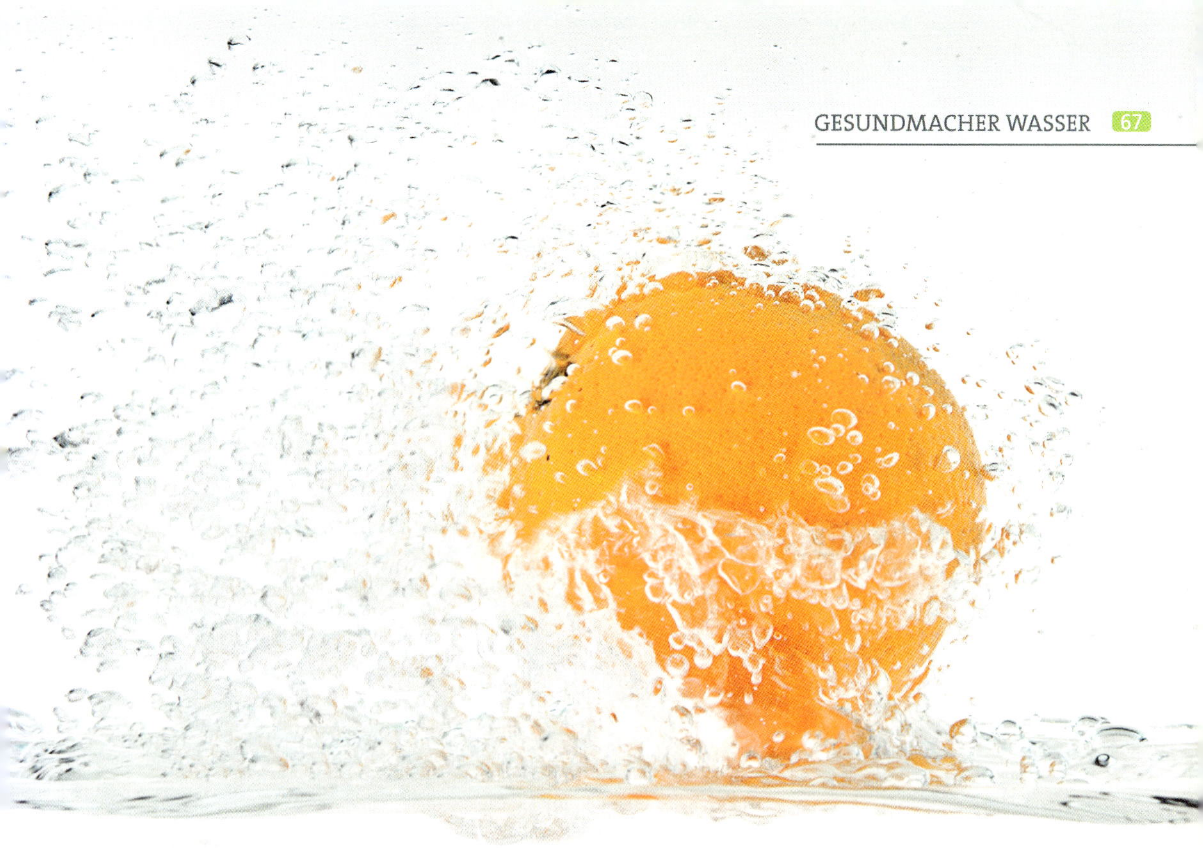

Dies würde im Beispiel für unsere 50 kg leichte Frau bedeuten, dass sie täglich zwischen 1,5 und 2,0 Liter Wasser trinken sollte.
(50 kg x 30 ml = 1500 ml) bis
(50 kg x 40 ml = 2000 ml) = 1500–2000 ml.

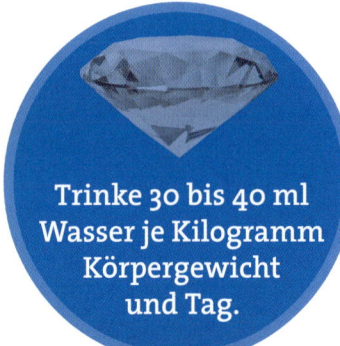

Trinke 30 bis 40 ml Wasser je Kilogramm Körpergewicht und Tag.

Für unseren 100-kg-Handwerker ergibt sich nach dieser Formel eine Trinkmenge von drei bis vier Litern Wasser täglich.
(100 kg x 30 ml = 3000 ml) bis
(100 kg x 40 ml = 4000 ml) = 3000–4000 ml.
Die genannte Formel bezieht sich lediglich auf die absolute tägliche Grundversorgung. Je nach Witterung, beruflicher oder sportlicher Aktivität erhöht sich der Bedarf.
Übrigens, wenn du einen Menschen kennst, der ein überdurchschnittliches Durstverlangen hat und fünf, sechs oder mehr Liter am Tag trinkt, ohne es in sich hineinzwingen zu müssen, empfiehl ihm, einen Arzt aufzusuchen. Möglicherweise leidet er an Diabetes mellitus Typ 2.

11.3 TRINKEMPFEHLUNG FÜR SPORT UND BERUF

Hier gilt pro Stunde Sport und intensive körperliche Belastung im Beruf nochmals rund 10 bis 15 ml Wasser pro Kilogramm Körpergewicht und 60 Minuten.

Hier ein paar Beispiele:

Frau – 50 kg – 30 min. Sport

$$\frac{50 \text{ kg} \times (10-15 \text{ ml})}{60 \text{ min.} : 30 \text{ min.}} = 250-375 \text{ ml}$$

Mann – 85 kg – 45 min. Sport

$$\frac{85 \text{ kg} \times (10-15 \text{ ml})}{60 \text{ min.} : 45 \text{ min.}} = 638-956 \text{ ml}$$

Mann – 100 kg – 60 min. Sport

$$\frac{100 \text{ kg} \times (10-15 \text{ ml})}{60 \text{ min.} : 60 \text{ min.}} = 1000-1500 \text{ ml}$$

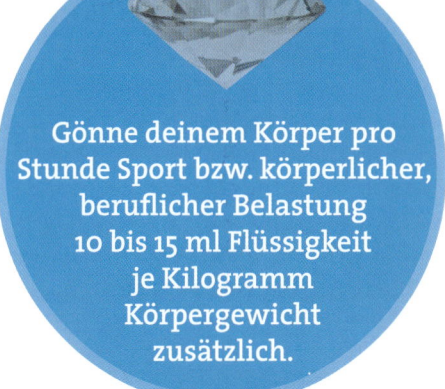

Gönne deinem Körper pro Stunde Sport bzw. körperlicher, beruflicher Belastung 10 bis 15 ml Flüssigkeit je Kilogramm Körpergewicht zusätzlich.

Übrigens:
Triathleten benötigen an heißen Tagen bei einem Ironman-Wettkampf (3,8 km Schwimmen, 180 km Radfahren, 42 km Laufen) gut und gerne zehn bis zwölf Liter Flüssigkeit.

Apropos an heißen Tagen:
Je nach Witterung kann sich auch diese Formel nach oben verschieben. Ein gutes Indiz für eine ausreichende Flüssigkeitszufuhr ist die Farbe deines Urins. Ist er klar wie Wasser oder ähnelt er der Farbe von naturtrübem Apfelsaft?
Hier gilt: Ab dem späten Vormittag sollte dein Urin klar sein.

Im Leben gibt es etwas Schlimmeres, als keinen Erfolg zu haben: Das ist, nichts unternommen zu haben.

Franklin Delano Roosevelt

11.4 WASSER UND DEIN FETTSTOFFWECHSEL

Zurück zum Thema Abnehmen. Was hat Wasser mit abnehmen zu tun? Ist es wirklich von Bedeutung?
Ja, sogar von größter Bedeutung!
Egal welches Lebens- oder Nahrungsmittel du zu dir nimmst, neben Nährstoffen, Vitaminen und Mineralstoffen nimmst du auch ohne, dass du es willst, Giftstoffe auf. Diese Giftstoffe sowie weitere Stoffwechselendprodukte müssen

aus deinem Körper abtransportiert werden.
Hast du eine Idee, welche Organe diesen Job übernehmen?

Es sind deine Nieren. Bekommen deine Nieren allerdings nicht ausreichend Flüssigkeit, können sie ihre Arbeit nicht verrichten. Doch da dein Körper eine geniale Erfindung der Natur ist, hat er auch hier eine Lösung parat. Er hat die Möglichkeit, einen »Hilfsarbeiter« zu rekrutieren. Hast du eine Idee, welches Organ dies nun wiederum sein könnte?

Es ist deine Leber. Da deine Leber allerdings mit einer Vielzahl anderer Prozesse, wie zum Beispiel deinem Fettstoffwechsel, beschäftigt ist, hat sie kein gesteigertes Interesse daran, »Hilfsarbeiter« für deine Nieren zu spielen.

Nieren und Leber – ein starkes Team

Nieren: »Leber, Leber, hilf uns, unsere Schaltzentrale (das bist du) gibt uns nicht genug Flüssigkeit, um unseren Job zu machen, hilfst du uns? Bitte!«

Leber: »Menno, ihr wisst doch, dass eine meiner Hauptaufgaben der Fettstoffwechsel ist ... (Leber überlegt) ... na ja, lieber dick als tot, ich helfe euch!«

Und so hilft die Leber den Nieren, und dein Fettstoffwechsel bleibt auf der Strecke.

Alkohol und dein Fettstoffwechsel

Wenn du durch die normale Aufnahme von Nahrungsmitteln bereits Giftstoffe aufnimmst, was denkst du passiert, wenn du Alkohol trinkst? Kannst du dir vorstellen, dass Alkohol für deinen Körper Gift darstellt?

Natürlich. In diesem Fall findet keine Kommunikation zwischen Niere und Leber statt, da weiß die Leber sofort, was es geschlagen hat. Denn oberste Priorität ist nun die Entgiftung deines Körpers. Und was bleibt unterdessen brach liegen?

Dein Fettstoffwechsel und sämtliche Regenerationsprozesse. Solltest du zu den Freizeitsportlern gehören, die nach ihrem Training häufig Alkohol trinken, weil es quasi in dieser Sportart Brauch geworden ist, dann solltest du dies aus meiner Sicht künftig überdenken.

Übrigens, nicht in erster Linie die Kilokalorien, die der Alkohol liefert, lassen dich zunehmen, sondern die Tatsache, dass er deinen Fettstoffwechsel blockiert.

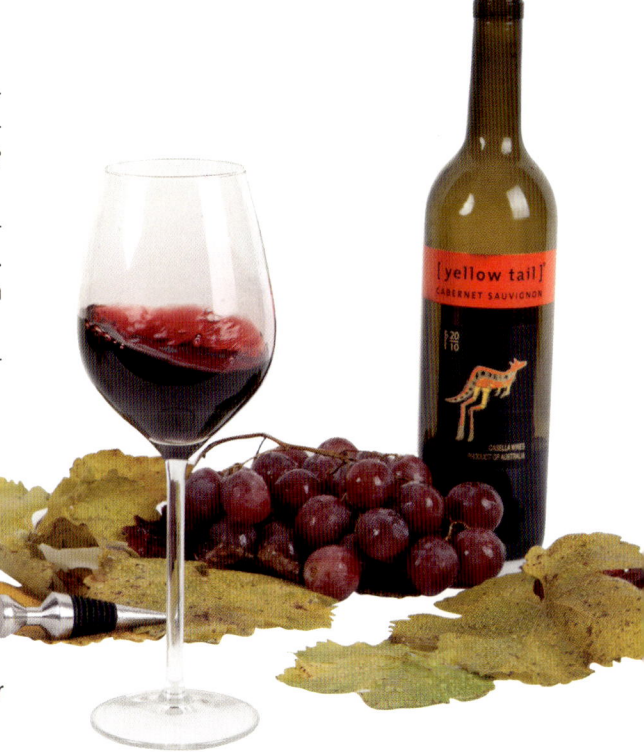

Übrigens 1 g Alkohol liefert rund 7 kcal. Im Fall »Alkoholtrinken« gilt tatsächlich: »Viel hilft viel!« Trinkst du viel oder hochprozentigen Alkohol, ist dein Fettstoffwechsel umso länger außer Kraft gesetzt.

Dies gilt auch für das angeblich so gesunde Gläschen Rotwein am Abend.

Rotwein ist doch so gesund

Wie heißt es doch so schön: Ein oder zwei Gläschen Rotwein am Abend fördern die Gesundheit. Von Vorbeugung vor Arterienverkalkung, Schutz vor Herzinfarkt, Senkung des Krebsrisikos, der antioxidativen Wirkung bis hin zur Erhöhung des HDL-Blutfettes (gesundes Cholesterin) ist hier die Rede.

Auch der griechische Arzt Hippokrates empfahl seinerzeit manchen Patienten Rotwein.

Doch heute wissen wir, dass die in der Schale und den Kernen der roten Traube sitzenden »Gesundmacher« sich nur entfalten können, wenn die Trauben – ganz traditionell – über mehrere Wochen gekeltert werden. Nur solche Weine haben die ihnen angedichteten positiven Eigenschaften. Bei vielen Weinen heutzutage hingegen dauert der Gärungsprozess lediglich eine Woche.

Daher lässt sich nicht pauschal sagen: Rotwein ist gesund. Darüber hinaus fehlen bis heute klinische Studien, die dies eindeutig belegen.

Und wie in vielen anderen Fällen macht auch hier die Dosis das Gift. Kein Mediziner kann eine allgemeingültige Grenze festlegen, die angibt, wie viel noch »gesund« und wie viel »zu viel« ist.

Interessant ist in diesem Zusammenhang die Unbedenklichkeitsgrenze für Alkoholkonsum, herausgegeben von der Deutschen Hauptstelle für Suchtfragen.

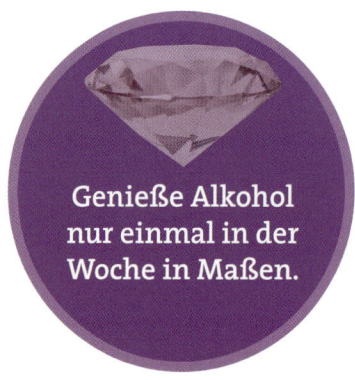

Genieße Alkohol nur einmal in der Woche in Maßen.

In der einen Hälfte des Lebens opfern wir die Gesundheit, um Geld zu erwerben; in der anderen opfern wir Geld, um die Gesundheit wiederzuerlangen. Und während dieser Zeit gehen Gesundheit und Leben von dannen.

Voltaire

Bei Männern liegt diese bereits bei etwa 20–24 g reinen Alkohols täglich, was etwa 0,5 Liter Bier oder 0,25 Liter Wein entspricht. Bei Frauen ist diese Grenze bereits bei der Hälfte erreicht.

Diese Unbedenklichkeitsgrenze gilt natürlich nur für gesunde Personen. Bei Diabetikern, Bluthochdruck-Patienten und Übergewichtigen kann sich bereits eine deutlich geringere Zufuhr gesundheitsschädlich auswirken.

Im »grünen Tag« jedenfalls hat auch das Gläschen Rotwein nichts zu suchen.

11.5 DER MENSCH IST EIN GEWOHNHEITSTIER

Zum Thema Gewohnheiten: Ich kenne tatsächlich Menschen, die in ihrem Tee acht Stück Süßstoff getrunken, dazu täglich ein halbes Glas Nutella gelöffelt haben und dies heute nicht mehr tun. Und noch viel interessanter: Das Verlangen ist nicht mehr vorhanden.

Falls auch du zu den vielen Menschen gehörst, die morgens weder frühstücken, noch ein Glas Wasser trinken »können«, dann lade ich dich zu folgendem Experiment ein.

Trägst du eine Uhr oder Armband an deinem linken Handgelenk? Oder einen Ring an einem Finger deiner rechten Hand? Und dies eventuell bereits seit Jahren?

Dann wechsele doch bitte einfach einmal das Handgelenk beziehungsweise den Finger und lege das Schmuckstück am gegenüberliegenden Handgelenk oder Finger an. Na, wie fühlt sich das an? Ungewohnt?

Mit Sicherheit, es ist neu, es ist ungewohnt für dich.

So wird es dir auch gehen, wenn du ab morgen direkt nach dem Aufstehen ein kleines Glas Wasser trinkst. Es wird ungewohnt für dich sein.

Doch was denkst du, wie fühlt es sich nach ein paar Wochen an?

Es wird zur Gewohnheit und du wirst dich daran gewöhnt haben!

Und jetzt wird es noch spannender, was denkst du, passiert, wenn du nach zwölf Wochen eines Morgens verschläfst und vergisst, dein Glas Wasser zu trinken? Du wirst das Haus verlassen und bekommst Durst. Das Wassertrinken ist dann nämlich zur Gewohnheit geworden.

Die Gewohnheit ist ein Seil. Wir weben jeden Tag einen Faden, und schließlich können wir es nicht mehr zerreißen.

Thomas Mann

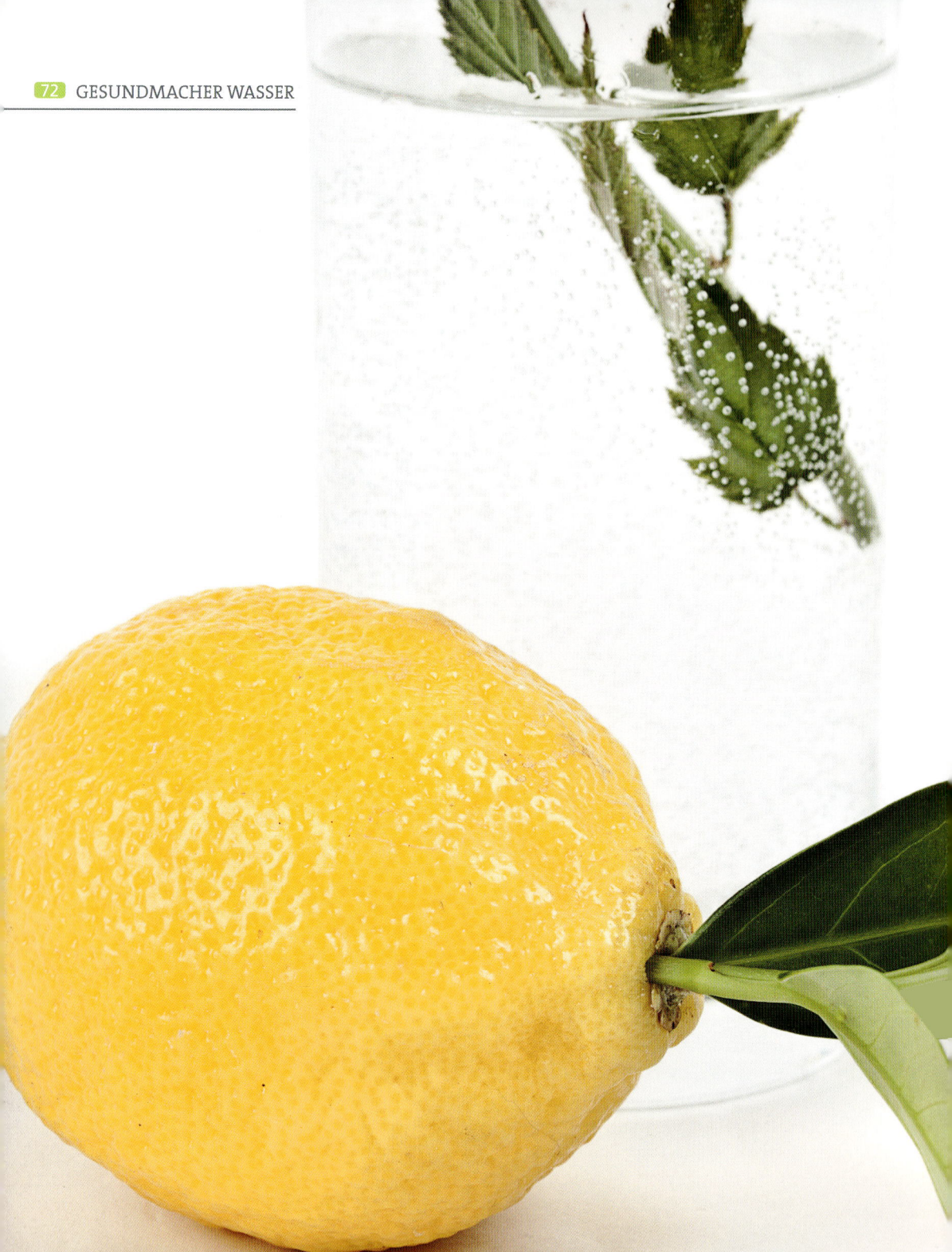

11.6 DEIN DURSTGEFÜHL LÄSST NACH

Es ist erwiesen, dass das Durstgefühl mit zunehmendem Alter nachlässt und im Seniorenalter fast nicht mehr vorhanden ist. Kinder fordern häufig noch von ihrer Mutter Getränke, während alte Menschen in Seniorenheimen unter Aufsicht Flüssigkeit zu sich nehmen müssen, um nicht innerlich auszutrocknen.

Und noch viel erschreckender ist, dass das Hungergefühl häufig mit dem Durstgefühl verwechselt wird. Bedeutet, du bekommst Hunger, obwohl du Durst hast. Eventuell kennst du diese Tage, an denen du ständig Hunger hast? Überprüfe dann doch einmal für dich, ob du bereits genügend getrunken hast. Unter Umständen genügt es, dass du ein großes Glas Wasser trinkst und dein Hunger verschwindet.

Trinke portionsweise!

Solltest du abends feststellen, dass du den gesamten Tag über zu wenig getrunken hast, ist es nicht sinnvoll, literweise Wasser in dich hinein zu schütten. Vielmehr solltest du darauf achten, dass du kleine Portionen in regelmäßigen Abständen, etwa alle eins bis spätestens zwei Stunden, über den Tag verteilt trinkst.

*Es liegt an uns, ob wir aus den Steinen,
die auf unseren Lebensweg gelegt werden,
eine Mauer oder eine Brücke bauen.*

Unbekannt

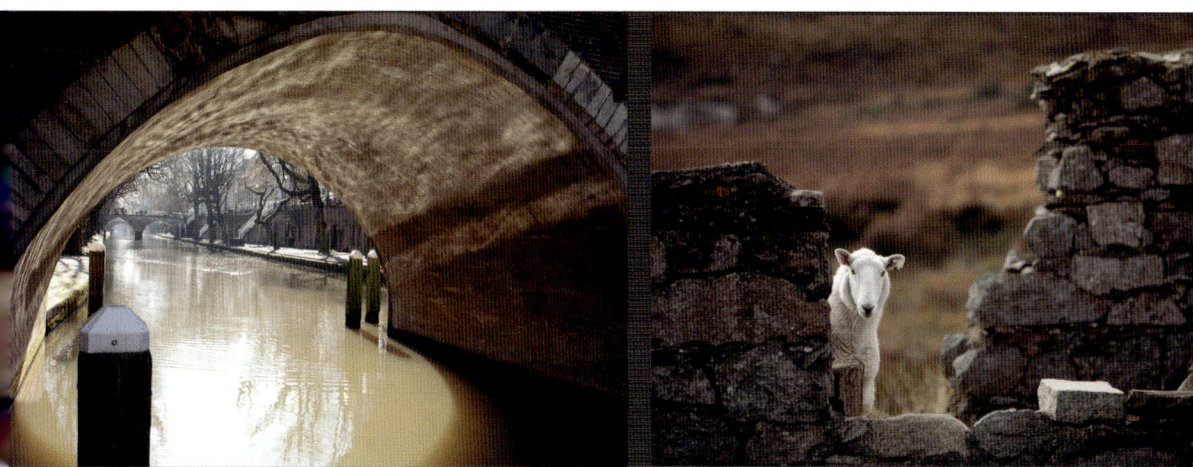

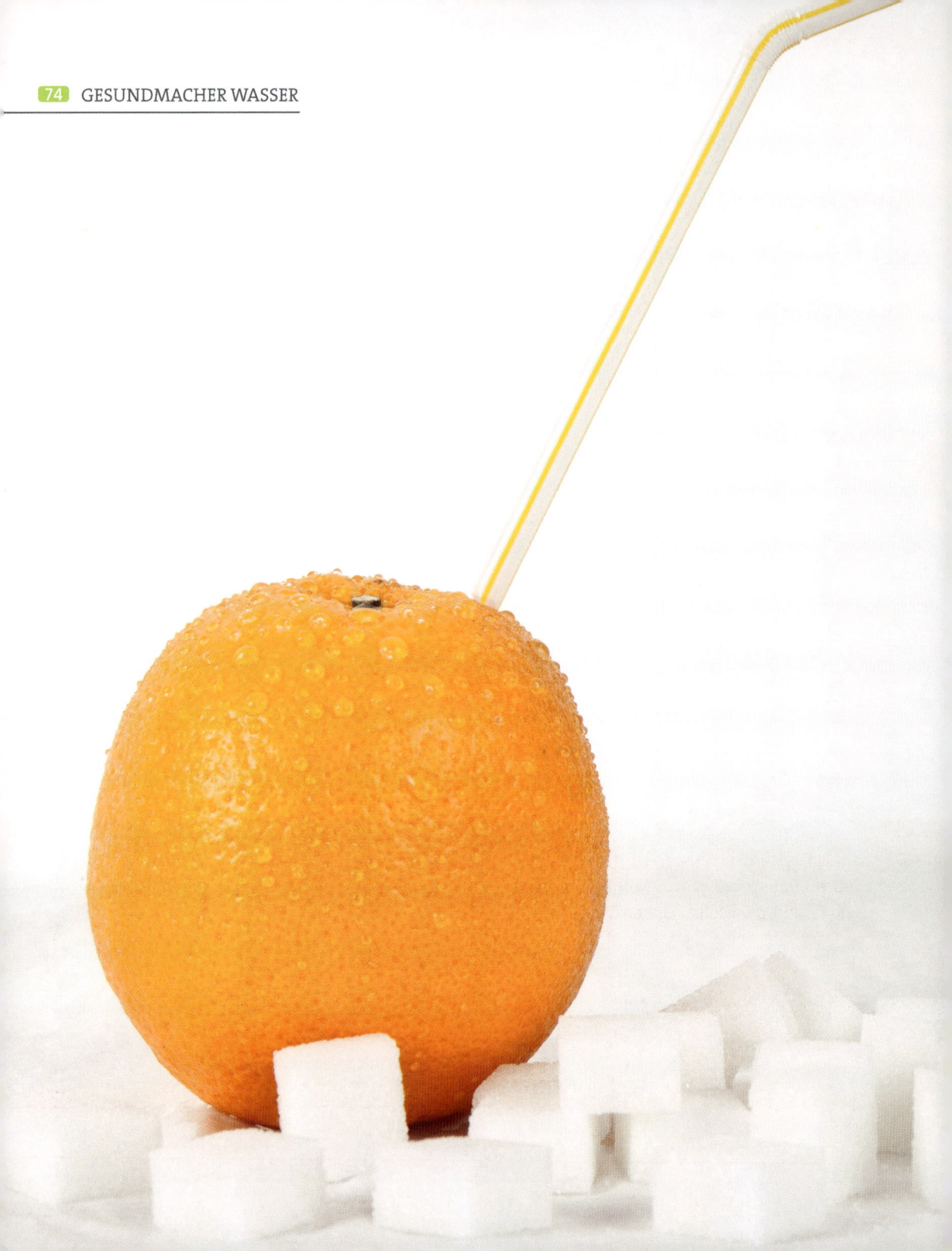

Zuckerhaltige Getränke und ihre Wirkung auf deine Gewichtsreduktion

Wie du ja weißt, lassen Kohlenhydrate deinen Blutzuckerspiegel steigen. Ein hoher Blutzuckerspiegel hat die Ausschüttung von Insulin zur Folge. Insulin wiederum ist ein Masthormon, welches eine Schlüsselfunktion in deinem Körper übernimmt und deinen Fettstoffwechsel blockiert.

Fruchtsäfte, Limonaden und auch Apfelsaftschorlen enthalten Zucker. Insofern haben diese Getränke (wenn überhaupt) nach 15:00 Uhr nichts mehr im »grünen Tag« zu suchen.

Die Kalorienfallen Latte Macchiato und Co.

Auch im Latte Macchiato verstecken sich Dickmacher. Ein großer Latte Macchiato mit Zucker liefert schnell 300–400 kcal. Und was ist schon ein einziger Latte Macchiato, wenn du mit lieben Menschen zusammensitzt? Zwei Latte Macchiato enthalten durchaus die Energiemenge von einer Zwischenmahlzeit oder einem Mittagessen, enthalten jedoch so gut wie keine brauchbaren Bausteine. Hinzu kommt, dass der Sättigungseffekt ausbleibt. Unser Gehirn kennt nämlich kein Sättigungssignal für flüssige Kohlenhydrate.

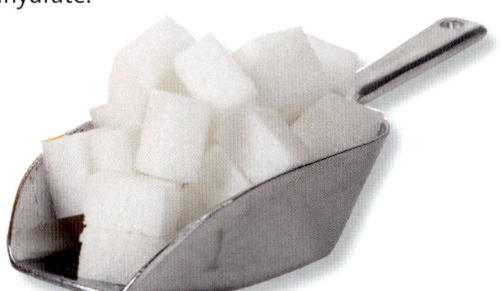

Für das Können gibt es nur einen Beweis: das Tun.

Marie von Ebner-Eschenbach

Passend zu diesem Zitat möchte ich dir nun im nächsten Kapital die ersten Handlungsempfehlungen mit auf den Weg geben, denn Können setzt Wissen voraus.

➡**TIPP**

Wenn du zu Hause gerne Latte Macchiato trinkst, probiere doch einmal folgendes. Fülle dein Latte-Macchiato-Glas mit einem ganz normalen Kaffee bis ungefähr zur Hälfte. Bereite dir dann einen kleinen Vanille-Eiweißshake mit Milch und schäume diesen mit einem Milchschaum-Quirler. Gieße den Shake dann langsam über den Rand ins Glas, stecke einen Trinkhalm ein und fertig. Dieser »Figurkaffee« liefert eine kleine Menge hochwertiges Eiweiß und wie du ja weißt, ist Eiweiß der Nährstoff, der am meisten sättigt. Hinzu kommt, dass der Milchzucker aus der Milch in Verbindung mit dem Shake für ausreichend Süße sorgt und du somit gänzlich auf Zucker verzichten kannst. Probiere es doch mal aus!

12.
DER GRÜNE TAG

Der grüne Tag soll dir helfen, alte Gewohnheiten zu durchbrechen und neue Dinge zu verinnerlichen, um so fabelhaft fit und schlank zu werden und es letztendlich auch zu bleiben.

12.1 DER ERNÄHRUNGS-FAHRPLAN

Den größten Erfolg hättest du, wenn du direkt mit sechs »grünen Tagen« starten würdest. Doch mein Rat ist folgender: Beginne in der ersten Woche mit einem »grünen Tag«, an dem du dich hundertprozentig an alle Vorgaben hältst. In der zweiten Woche suchst du dir dann zwei Tage aus, die du zu deinen »grünen Tagen« machst. In der dritten Woche sind es dann drei Tage, in der vierten vier und so weiter. Bist du in Woche sechs angekommen, hast du dein Teilziel erreicht.

Der siebte Tag ist dein persönlicher »Schlemmer-« oder »Stoffwechseltag«, an dem du essen und trinken kannst, was und so viel du willst. Wie hört sich das für dich bis hier hin an? Kannst du dir vorstellen, so zu starten? (siehe Übersicht auch im Anhang »Der grüne Tag«)

> **➡ TIPP**
>
> Auf meiner Homepage **www.boris-schwarz.de** findest du deinen persönlichen Motivationskalender, den du kostenlos downloaden kannst (siehe auch Kapitel »20. Downloads«).

12.2 DEIN MOTIVATIONS-KALENDER

Drucke ihn aus und klebe ihn zum Beispiel auf deinen Kühlschrank.

Jeden »grünen Tag« markierst du abends mit einem grünen Textmarker.

»Nicht grüne Tage« markierst du mit einem roten Textmarker. Mit nicht grünen Tagen sind deine »Schlemmer-« beziehungsweise »Stoffwechseltage« gemeint. Oder Tage, an denen du vorhattest, einen »grünen Tag« einzulegen, und wo dann doch der innere Schweinehund gesiegt hat und du abends zum Beispiel ein Stückchen Schokolade gegessen oder einen Schluck Alkohol getrunken hast.

Trainingstage kennzeichnest du einfach mit einem Smiley und immer, wenn du dich gewogen hast, trägst du dein Gewicht (am besten mit prozentualem Körperfettanteil) am jeweiligen Tag ein.

Ab Woche sechs sollten die grün markierten Tage deutlich überwiegen. Idealerweise sind es, solange du abnehmen möchtest, sechs »grüne Tage« und ein Stoffwechseltag. Sechs Tage grün und ein Tag rot.

Hast du irgendwann dein Wohlfühlgewicht erreicht, kannst du jeden vierten Tag einen Stoffwechseltag einlegen, ohne zuzunehmen.

Es ist nie zu spät, so zu sein, wie man es gerne gewesen wäre.

George Eliot

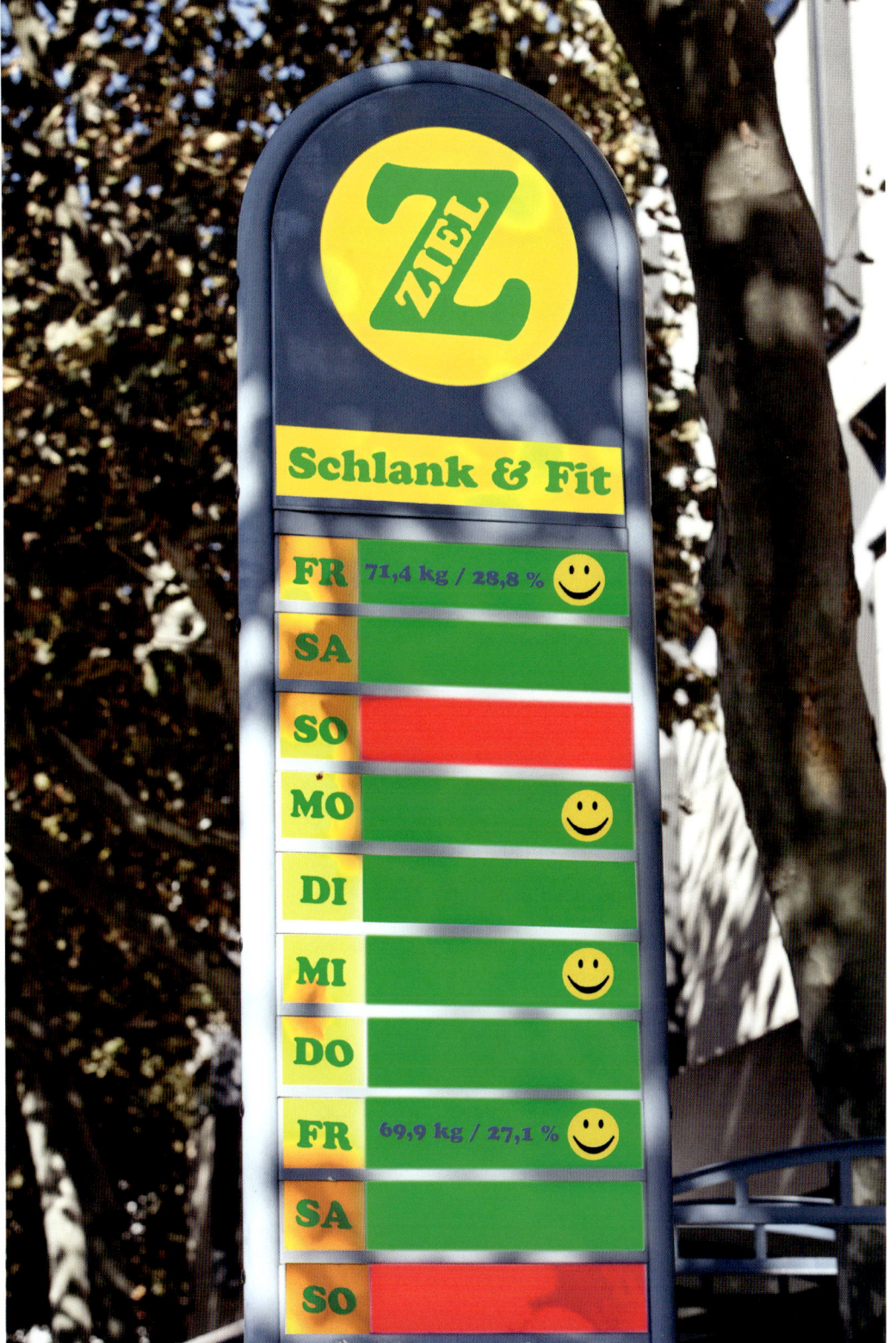

12.3 DEIN INNERER SCHWEINEHUND

Falls du deinen inneren Schweinehund im Griff hast, kannst du auch gerne gleich mit mehreren grünen Tagen starten, statt dich von Woche zu Woche zu steigern. Nur solltest du dir folgende Frage stellen: Wer isst die Dinge im Kühlschrank, die nichts im »grünen Tag« zu suchen haben?
Spaß bei Seite, es wird Tage geben, an denen du mit dir kämpfen wirst und dein innerer Schweinehund wird präsent sein. Mache ihn dir bewusst! Begrüße ihn, wenn er sich meldet. Und egal welches Gericht, Getränk oder was auch immer er verlangt, danke ihm für seine Bestellung und schreibe sie auf. Er ist nämlich noch nicht an der Reihe. Erst am siebten Tag wird er von dir bedient.

Tag sieben – der Tag deines inneren Schweinehundes

Freue dich auf diesen Tag!
Es ist dein persönlicher Schlemmertag, dein Motivations- und Stoffwechseltag. Alle Speisen, Getränke und Leckereien, die dein innerer Schweinehund die Woche über bei dir bestellt hat, kannst du nun an diesem Tag ohne Reue verzehren. Wie bereits im Kapitel »9. Warum Diäten dick machen« behandelt, ist es unmöglich, innerhalb eines Tages so viel Fett einzulagern, dass du dir damit die vorangegangene grüne Woche zunichte machst. Genieße diesen Tag, iss und trinke alles, worauf du Lust hast, schließlich erhöhst du damit sogar deine Stoffwechselfunktion.

Und sollte dich dennoch dein schlechtes Gewissen plagen, dann packe schon mal deine Sporttasche für den nächsten Tag und trage dir deinen Trainingstermin fest in den Kalender ein.

12.4 DREI ODER BESSER FÜNF BIS SECHS MAHLZEITEN?

Während ich in meinem ersten Buch noch ausschließlich fünf bis sechs kleine Mahlzeiten empfohlen habe, gibt es für mich heute auf diese Frage keine allgemein gültige Antwort. Jeder Mensch ist so individuell wie sein Fingerabdruck, weshalb beide Methoden funktionieren. Meine Erfahrung hat allerdings gezeigt, dass Menschen mit einem langsamen Stoffwechsel tendenziell besser mit fünf bis sechs kleinen Mahlzeiten zurechtkommen, während bei Menschen mit einem normalen Stoffwechsel auch drei Mahlzeiten funktionieren. Insbesondere dann, wenn sie unterbrochen fasten. Doch dazu später mehr.

Fünf bis sechs kleine Mahlzeiten

Angenommen, dein Stoffwechsel ist eingeschlafen, du hättest einen täglichen Bedarf von 3000 kcal und würdest diese in drei Mahlzeiten zu dir nehmen.

Lebe nicht um zu essen, sondern iss um zu leben.

Boris Schwarz

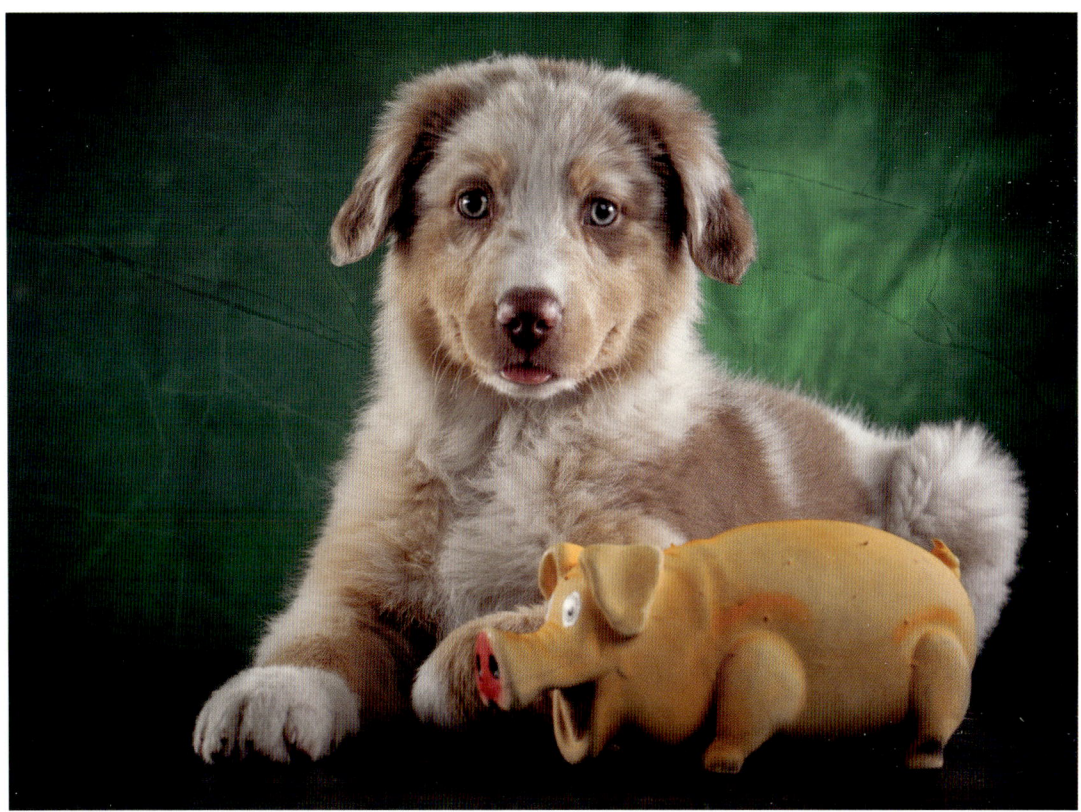

Somit würdest du zum Frühstück 1000 kcal, zum Mittagessen 1000 kcal und zum Abendessen nochmals 1000 kcal verdrücken.

In einer grafischen Übersicht sieht dies folgendermaßen aus:

Uhrzeit	Mahlzeit	kcal
6 Uhr	Frühstück	1000
12 Uhr	Mittagessen	1000
18 Uhr	Abendessen	1000
Gesamtbilanz	Tag	3000

Zwei Dinge gebe ich zu bedenken bei dieser Ernährungsweise.

Erstens der enorme Blutzuckerabfall vor der nächsten Mahlzeit. Da zwischen den Mahlzeiten jeweils rund sechs Stunden liegen, läufst du Gefahr, vor der nächsten, eigentlichen Mahlzeit etwas Süßes zu essen, da dein Körper förmlich nach schneller Energie schreit. Weißt du noch, welche Energie das ist?

Richtig, es sind die »schlechten« Kohlenhydrate. Eventuell kommt dir folgende Situation bekannt vor? Du hast mittags ein Geschäftsessen oder bist am Wochenende auf eine Hochzeits-

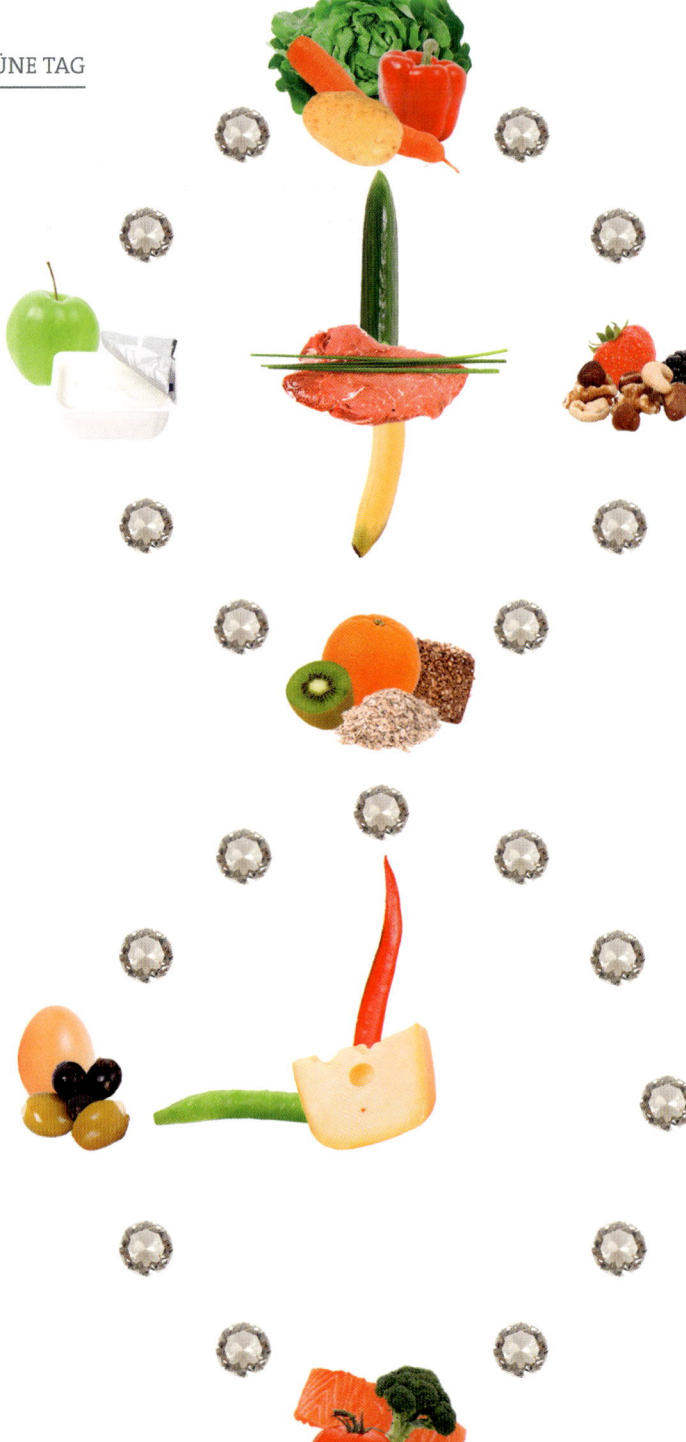

feier eingeladen, lässt dir das Buffet schmecken und machst auch vor dem Nachtisch nicht Halt. Wie geht es dir etwa eine Stunde nach dem Essen? Trotz Espresso oder Kaffee wirst du müde. Dein Magen hat enorm zu arbeiten und dein Blutzuckerspiegel schwankt, am liebsten würdest du jetzt ein Nickerchen machen.

Hättest du eine kleine, leichte Portion Nahrung zu dir genommen, wäre dir dies nicht geschehen.

Der zweite Grund, weshalb möglicherweise für dich fünf bis sechs kleine Mahlzeiten besser sein könnten, ist der, dass sich dein Magen erst gar nicht an die Zufuhr von großen Mengen gewöhnt.

Ist es nicht besser, du nimmst sechsmal am Tag 500 kcal, statt dreimal 1000 kcal zu dir? Bei fünf bis sechs Mahlzeiten ist dein Körper es einfach nicht gewohnt, große Mengen aufzunehmen, du bist schneller satt.

Apropos Mengen. Dies ist ein weiteres Problem in unserer Gesellschaft, denn die meisten Menschen essen völlig zeitverschoben: am Morgen häufig nur sehr wenig bis gar nichts und am Abend dann sehr große Mengen.

Schematisch dargestellt sieht dies folgendermaßen aus:		
Uhrzeit	Mahlzeit	kcal
6 Uhr	Frühstück	0
12 Uhr +/- 3 Stunden	Mittagessen	1000
18 Uhr	Abendessen	2000
Gesamtbilanz	Tag	3000

Die zeitlich verschobene Nahrungsaufnahme

»Frühstücke wie ein Kaiser, iss zu Mittag wie ein König und zu Abend wie ein Bettelmann.« Dieses alte Sprichwort bringt es schon »fast« auf den Punkt.

Denn idealerweise führst du deinem Körper in der ersten Tageshälfte die größte Energiemenge zu. Viele Menschen frühstücken jedoch oft gar nicht und schaffen es irgendwie, den ganzen Tag mit wenig Nahrung auszukommen. Sie überbrücken oft den Arbeitstag mit Keksen beim Meeting, ein paar Nudeln zum Mittag, Cola und Energy-Getränke am Nachmittag, und kurz vor Feierabend muss noch ein Schokoriegel herhalten. Der Blutzuckerspiegel fährt den ganzen Tag Achterbahn und abends kommt dann die Hungerattacke. Die Energiespeicher sind leer, der Blutzuckerspiegel im Keller und der Körper schreit nach schnell verfügbarer Energie. Die Lust auf Süßes steigt.

Das Abendessen wird binnen Minuten förmlich inhaliert und danach geht es auf die Couch. Kurze Zeit darauf kommen erneut Gelüste. Doch warum?

Weil die Energiebilanz noch nicht ausgeglichen ist. Und schwupp macht sich der »Jäger und Sammler« in der Küche auf die Suche und findet, worauf er Lust hat. Chips, Flips, Kräcker oder auch Deftiges runden das Nichtstun auf dem Sofa ab. Ganz nach dem Motto: »Man muss sich ja auch mal etwas gönnen!« oder »Das habe ich mir verdient!«, denn schließlich muss ja auch noch ein bisschen Lebensqualität erhalten bleiben.

Mit vollem Magen geht es dann kurze Zeit später ab ins Bett und der Körper ist die halbe Nacht damit beschäftigt, die zu spät aufgenommene Nahrung zu verdauen. Schlechte Schlafqualität und letzten Endes Übergewicht sind die Folgen. Klingelt dann der Wecker am nächsten Morgen, beginnt der Kreislauf von vorn. Ein kritischer Blick in den Spiegel und schon ist beschlossen: »Heute schaffe ich es, ab heute nehme ich ab!« Da die Motivation am Morgen noch am größten ist, der Magen ist ja noch gut gefüllt, wird erneut auf das Frühstück verzichtet.

Viele Menschen schieben es auch gerne auf die Gene: »In unserer Familie sind sowieso alle dick!«, »Ich habe den Stoffwechsel von meinem Vater geerbt!« oder ähnliches ist dann zu hören. »Und außerdem brauche ich abends Nervennahrung, bei dem ganzen Stress, den ich so habe!«

Wenn du etwas wirklich willst, findest du Wege; wenn du etwas nicht willst, findest du Gründe.

Unbekannt

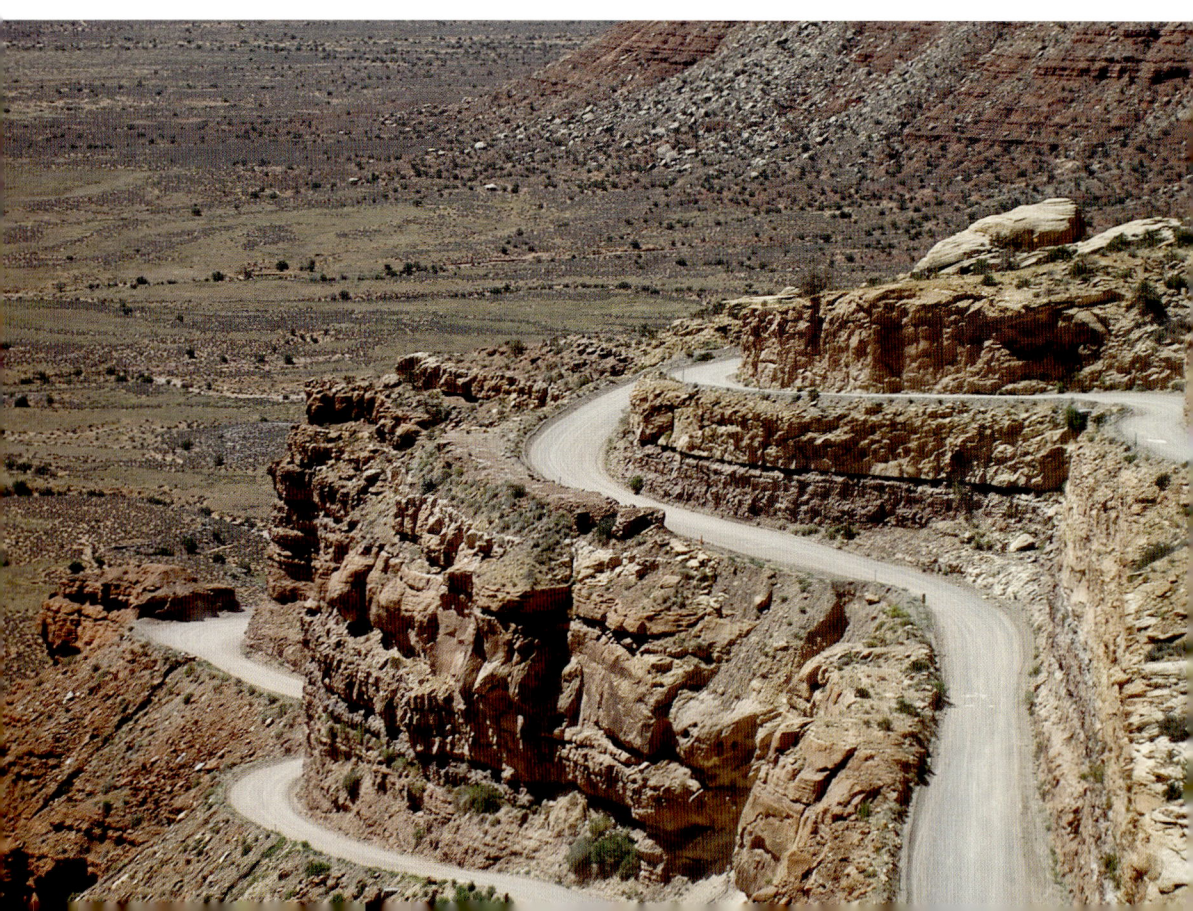

Apropos Nervennahrung. Viele Menschen belohnen sich mit Süßigkeiten wie Schokolade, Gummibärchen und Co. Und häufig ist der Grund dafür in ihrer Kindheit zu finden. Wenn Kinder etwas besonders gut gemacht, sich verletzt haben oder weinen, bekommen sie von Oma, Opa oder auch Mama und Papa etwas Süßes. Diese Verknüpfung setzt sich im Unterbewusstsein fest und wenn der erwachsene Mensch dann im Prüfungsstress ist oder einen besonders stressigen Tag hinter sich hat, dann belohnt er sich mit Nervennahrung.

➡TIPP

Schaffe deine Süßigkeiten-Schublade oder den Vorratsschrank ab, denn dann kommst du erst gar nicht in Versuchung und musst das Haus verlassen, um dein Verlangen nach Süßem zu stillen, indem du zum Beispiel die nächste Tankstelle »anfährst«. Jetzt könnte es jedoch passieren, dass du dazu gar keine Lust hast. In diesem Fall würde sich deine »Faulheit« positiv auszahlen. Und vergiss nicht, dass deine Ernährung bereits im Supermarkt beginnt.

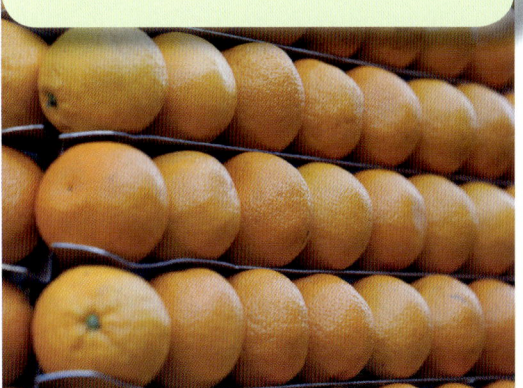

Die ideale Mengenverteilung

Weiterhin angenommen, du hättest einen täglichen Bedarf von 3000 kcal, dann würde deine ideale Mengenverteilung ungefähr so aussehen:

Die ideale Mengenverteilung bei fünf bis sechs Mahlzeiten		
Uhrzeit	Mahlzeit	kcal
6 Uhr	Frühstück	850
9 Uhr	Zwischen-mahlzeit I	500
Zwischenbilanz Vormittag		1250
12 Uhr	Mittagessen	700
15 Uhr	Zwischen-mahlzeit II	300
Zwischenbilanz Nachmitag		1000
18 Uhr	Abendessen	500
21 Uhr	Spätmahlzeit	250
Zwischenbilanz Abend		750
Gesamtbilanz	Tag	3000

Fazit:
Isst du nur drei Mahlzeiten am Tag, fallen diese in der Regel üppiger aus und du läufst Gefahr, dass du zwischen den Mahlzeiten in eine Phase der Unterzuckerung gerätst. Dies hätte zur Folge, dass dein Körper nach schnellen Kohlenhydraten schreit und du dieser Anforderung kaum standhalten kannst. Deine Motivation, gesund zu essen, steht damit ständig auf dem Prüfstand.

Lieferst du deinem Körper jedoch rechtzeitig, nämlich alle zwei bis drei Stunden, wertvolle Energie, wird es zu keiner Hungerattacke kommen. Und da die einzelnen Mahlzeiten kleiner sind, gewöhnt sich dein Körper an kleine und nicht an große Mengen.

Drei Mahlzeiten

Wenn dein Stoffwechsel auf Touren läuft oder du tendenziell dazu neigst, zu viel zu essen, wirst du höchstwahrscheinlich auch mit drei Mahlzeiten am Tag auskommen und gute Ergebnisse erzielen.
Ich möchte dir in diesem Fall folgendes Mahlzeiten-Schema empfehlen:
- 4 Stunden Nüchternphase
- 8 Stunden Essphase
- 4 Stunden Nüchternphase
- 8 Stunden Schlafphase.

Angenommen, dein Wecker klingelt um 8:00 Uhr. Dann »frühstückst« du idealerweise um 12 Uhr. Somit ergibt sich eine erste Nüchternphase von 8:00–12:00 Uhr (4 Stunden).
Deine Essphase beginnt um 12:00 Uhr und sollte bis 20:00 Uhr abgeschlossen sein (8 Stunden). In dieser Zeit nimmst du deine gesamte Nahrung auf. Mehr als drei Mahlzeiten werden es kaum sein.
Danach beginnt die zweite Nüchternphase des Tages. Nämlich von 20:00–24:00 Uhr (4 Stunden). Von 0:00 bis 8:00 Uhr heißt es dann für dich Bettruhe (8 Stunden).
Dies wäre der optimale Rhythmus = »4–8–4–8« (16 Stunden Nüchternphase)

Doch was, wenn du auf zeitiges Frühstück oder spätes Abendessen »nicht verzichten kannst«?

Meine Erfahrung hat gezeigt, dass es drei Esstypen gibt. Finde heraus, welcher Typ du bist.

Typ 1 »muss unbedingt« frühstücken, kommt abends jedoch mit einer Kleinigkeit klar. Hier könnte der Rhythmus folgendermaßen aussehen:
- 8:00–10:00 Uhr = 1. Nüchternphase
- 10:00–18:00 Uhr = Essphase
- 18:00–24:00 Uhr = 2. Nüchternphase
- 0:00–8:00 Uhr = Schlafphase
= »2–8–6–8« (16 Stunden Nüchternphase)

Typ 2 kann lange Zeit des Tages ohne Mahlzeit auskommen und hat bisher nie gefrühstückt. Abends jedoch isst er gerne noch spät. Hier empfehle ich folgendes Schema:
- 8:00–14:00 Uhr = 1. Nüchternphase
- 14:00–22:00 Uhr = Essphase*
- 22:00–24:00 Uhr = 2. Nüchternphase
- 0:00–8:00 Uhr = Schlafphase
= »6–8–2*–8« (16 Stunden Nüchternphase)

*Achte darauf, dass zwischen deiner letzten Mahlzeit und dem Zubettgehen nicht weniger als zwei Stunden liegen.

Typ 3 frühstückt gerne gleich nach dem Aufstehen und isst auch gerne noch spät. Er hat die größte Herausforderung, jedoch wahrscheinlich auch den größten Erfolg. Hier empfehle ich folgendes Schema: Beginne mit kürzeren Nüchternphasen und taste dich langsam heran. Nimm also beispielsweise in der ersten Woche dein Frühstück eine Stunde später und dein Abendessen eine Stunde früher ein, als bisher gewohnt.

Beispiel:

9:00 Uhr Frühstück statt bisher 8:00 Uhr und 21:00 Uhr Abendessen statt zuvor um 22:00 Uhr. Dies ergibt eine Essphase von 12 Stunden statt zuvor 14 Stunden.

= »1–12–3–8« (12 Stunden Nüchternphase)

In Woche zwei setzt du dann noch einen drauf und frühstückst zwei Stunden später, also beispielsweise um 10:00 Uhr. Und auch abends isst du eine weitere Stunde früher als zuvor. Zum Beispiel um 20:00 Uhr statt bisher um 22:00 Uhr. Nun bist du bereits bei einer Nüchternphase von 14 Stunden = »2–10–4–8« angekommen und nicht mehr weit vom Idealrhythmus (16 Stunden Nüchternphase) entfernt.

Ab Woche drei oder vier solltest du schauen, ob du besser nach dem Schema von Typ 1 oder Typ 2 essen kannst oder gar mit dem Idealrhythmus »4–8–4–8« zurechtkommst.

Höre auf deinen Körper.

In den Phasen vor dem Frühstück und nach dem Abendessen sind übrigens nur Wasser, schwarzer Kaffee und ungesüßte Kräuter-Tees erlaubt.

Diese Methode nennt sich übrigens Intermittierendes Fasten (Intermittent Fasting) und ist super gesund. Nach 12 Stunden Nüchternphase fängt dein Körper an, sich selbst zu reinigen. Deine Selbstheilungskräfte werden aktiviert und deine Organe haben endlich mal Zeit, sich zu erholen. Deine Leber und oder deine Bauchspeicheldrüse zum Beispiel. Sie haben 16 Stunden Zeit, sich mal so richtig zu erholen. Und das täglich. Falls du an Bluthochdruck leidest und oder diabetesgefährdet bist, lege ich dir diese Ernährungsform wärmstens ans Herz!

Auch hier gilt, die größte Kalorienmenge in der ersten Mahlzeit zu sich zu nehmen. Bleiben wir bei dem Beispielbedarf von 3000 kcal.

Die ideale Mengenverteilung bei drei Mahlzeiten		
Uhrzeit	Mahlzeit	kcal
12 Uhr	1. Mahlzeit	1250
Zwischenbilanz Vormittag		1250
15 Uhr	2. Mahlzeit	1000
Zwischenbilanz Nachmittag		1000
20 Uhr	3. Mahlzeit	750
Zwischenbilanz Abend		750
Gesamtbilanz	Tag	3000

Anfangs wirst du womöglich bei dieser Methode Hunger haben. Gut so. Es ist gar nicht schlecht, mal Hunger zu erleiden. Trink dann um so mehr Wasser. Nach ein paar Tagen wirst du dich daran gewöhnt haben.

Um sanft zu beginnen, kannst du auch mit elf oder zehn Stunden Essphase beginnen und diese von Woche zu Woche um eine halbe Stunde bis Stunde verringern.

Probiere es aus!

Dein stärkster Muskel ist dein Wille.

Boris Schwarz

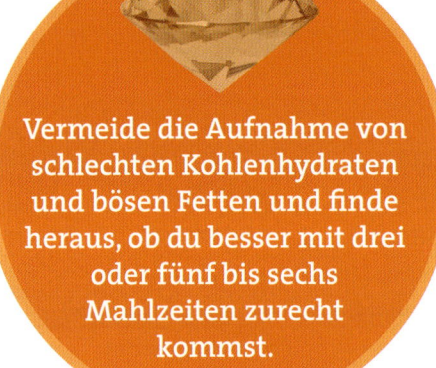

Vermeide die Aufnahme von schlechten Kohlenhydraten und bösen Fetten und finde heraus, ob du besser mit drei oder fünf bis sechs Mahlzeiten zurecht kommst.

Im Folgenden möchte ich dir ein paar Rezeptvorschläge zu den einzelnen Mahlzeiten machen. Da ich allerdings weder dein Geschlecht, deine Größe, noch dein Gewicht kenne und somit auch nicht deine Energiebilanz, findest du nachfolgend keine Mengenangaben. Auch sind Vorschläge für Zwischenmahlzeiten eingebaut. Sollten dir drei Mahlzeiten genügen, lass die Snacks einfach weg.

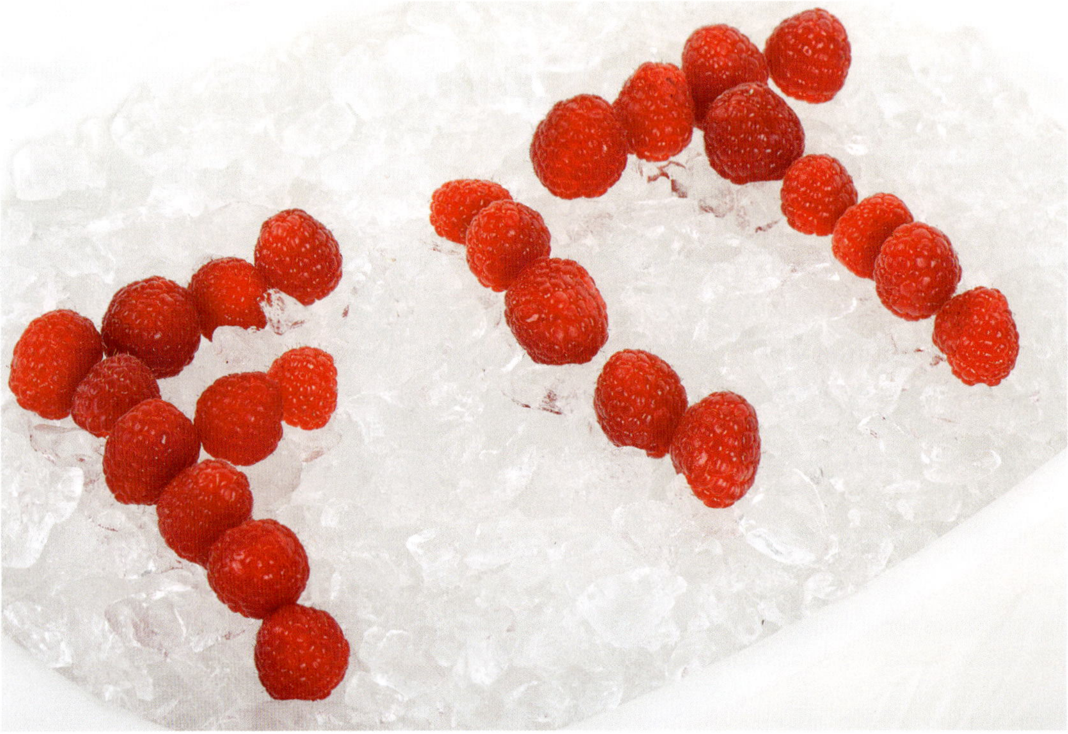

12.5 DAS FRÜHSTÜCK – DIE WICHTIGSTE MAHLZEIT DES TAGES?

Wie du zuvor gesehen hast, gibt es Menschen mit unterschiedlichem Stoffwechsel. Dann gibt es Menschen, die kommen gut ohne Frühstück aus, während andere schlechte Laune bekommen, wenn sie nicht sofort nach dem Aufstehen etwas zwischen die Zähne bekommen. Doch egal, wie deine Stoffwechsellage auch ist, ich möchte dir im Nachfolgenden ein paar Rezeptvorschläge für deine »erste Mahlzeit des Tages liefern.«

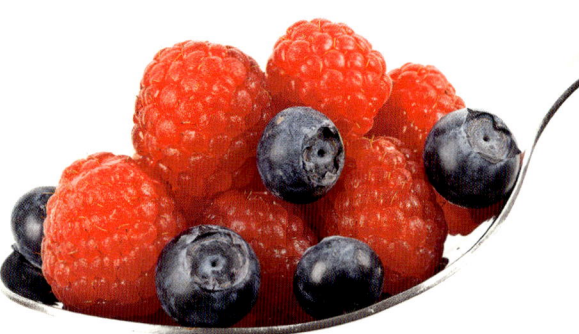

»Brot – Hütten-Ei«
- Dinkel-Vollkornbrot
- Hüttenkäse
- Spiegel- oder gekochtes Ei
- Tomate und/oder Salatgurke

»Brot – Sweet-Honey«
- Dinkel-Vollkornbrot
- Hüttenkäse
- Honig (kaltgeschleudert)

»Brot – Wurst trifft Käse«
- Dinkel-Vollkornbrot
- Butter
- Bio-Geflügelwurst
- Käse
- Tomate und/oder Salatgurke

»Figurshake – Himbeere«
- Vollkornhaferflocken
- Wasser und/oder Milch
- PRO80 Himbeer-Joghurt oder Vanille (Eiweißpulver 80 %)
- Himbeeren

»Vitalshake – Ananas«
- Vollkornhaferflocken
- Wasser
- Magerquark
- Ananas

»Powershake – Banane«
- Vollkornhaferflocken
- Wasser
- Magerquark
- PRO80 Banane oder Vanille (Eiweißpulver 80 %)
- Banane

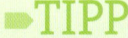

➡**TIPP**

Gib je nach Belieben eine kleine Menge Leinöl oder geschroteten Leinsamen zu den Haferflocken. Beide liefern wertvolle Omega-3-Fettsäuren (siehe auch Kapitel »7. Dein geliebter Feind – Das Fett«).

12.6 ZWISCHENMAHLZEIT I

Es ist egal, welchem Beruf du nachgehst, die Organisation der Zwischenmahlzeiten bedarf stets etwas Vorbereitung. Doch auch wenn du viel mit dem Auto unterwegs bist, kannst du dich organisieren, mit einer Kühlbox im Kofferraum zum Beispiel. Alles eine Frage des Wollens und der Disziplin.

»Birne an Mirabelle-Mascarpone«
- Stück Birne
- Wasser und/oder Milch
- PRO80 Mirabelle-Mascarpone (Eiweißpulver 80 %)

»Heidelbeer-Quark-Mix«
- Heidelbeeren
- (Mager-)Quark
- Wasser

»Orangenpower«
- Orange
- Wasser und/oder Milch
- PRO80 Mirabelle-Mascarpone (Eiweißpulver 80 %)

»Erdbeer-Proteinbombe«
- Magerquark
- Wasser
- PRO80 Erdbeer oder Vanille (Eiweißpulver 80 %)
- frische Erdbeeren

»Kiwi-Quark«
- Kiwi
- (Mager-)Quark
- Wasser

»Erdbeer-Traum«
- Magerquark
- Mineralwasser
- frische Erdbeeren
- Chia-Samen

»Eiweißriegel«
- (für den »Notfall« – wenn wirklich keine Zeit ist) Eiweißriegel > 30 % Eiweiß

»Kräuterquark & Finger Food«
- (Mager-)Quark
- Wasser
- Zwiebel
- Schnittlauch
- Leinöl
- Pfeffer & Salz
- Gemüsesticks

»Beef & Nuts«
- Rindfleischstreifen getrocknet
- Nussmischung

12.7 MITTAGESSEN

Hier ist alles erlaubt, was mager ist. Egal, ob Geflügel, Rind oder Fisch. Möglichst vom Grill, nicht paniert und keinesfalls aus der Fritteuse. Dazu frisches Gemüse und oder einen kleinen Beilagen-Salat.
Auch deine Kohlenhydratquelle sollte nicht aus der Fritteuse stammen, sondern vielmehr möglichst naturbelassen auf deinem Teller landen.

»Salat mit Hähnchen- oder Putenbrustfilet«
- Gemischter Salat
- Hähnchen- oder Putenbrustfilet
- Dinkel-Vollkornbrot

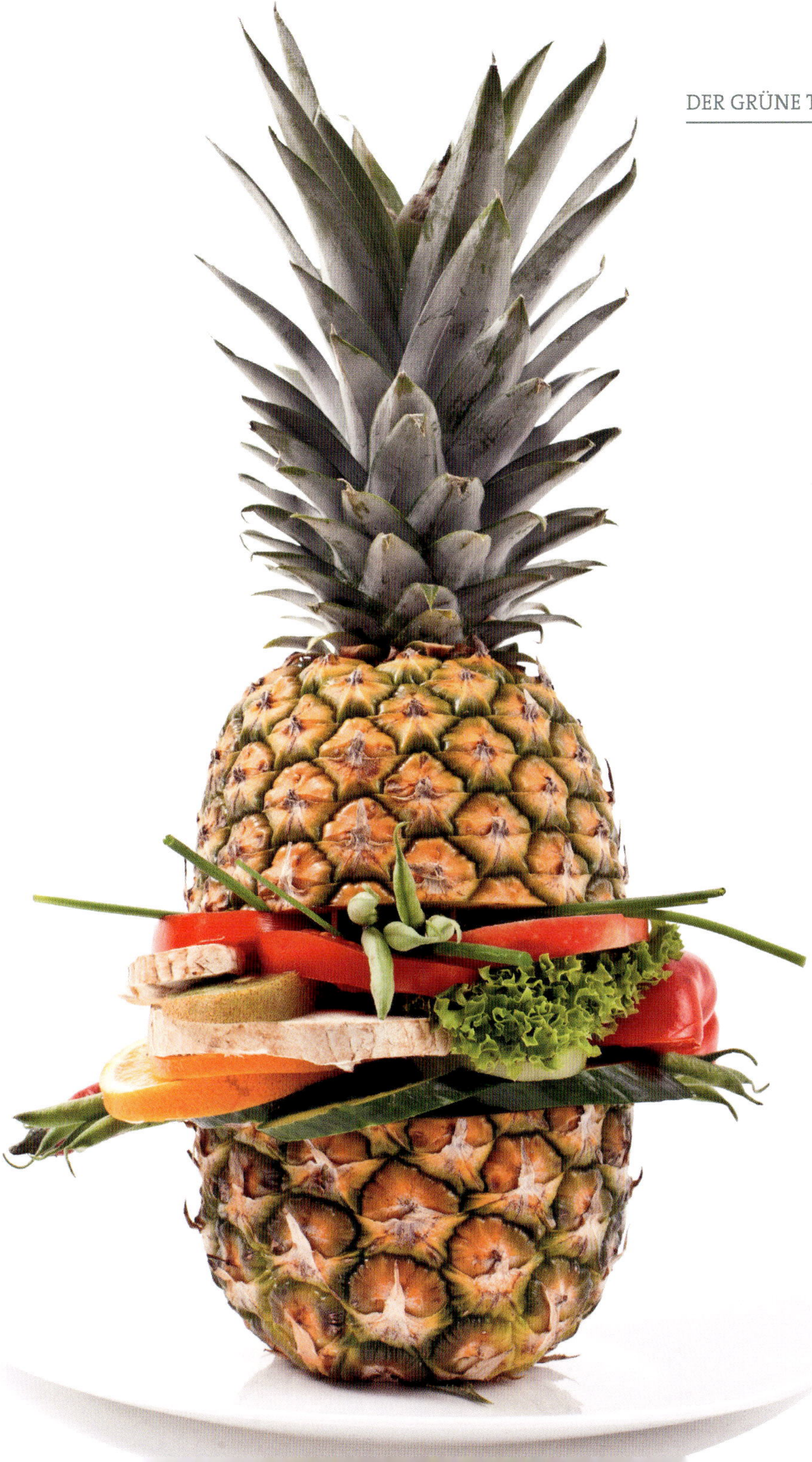

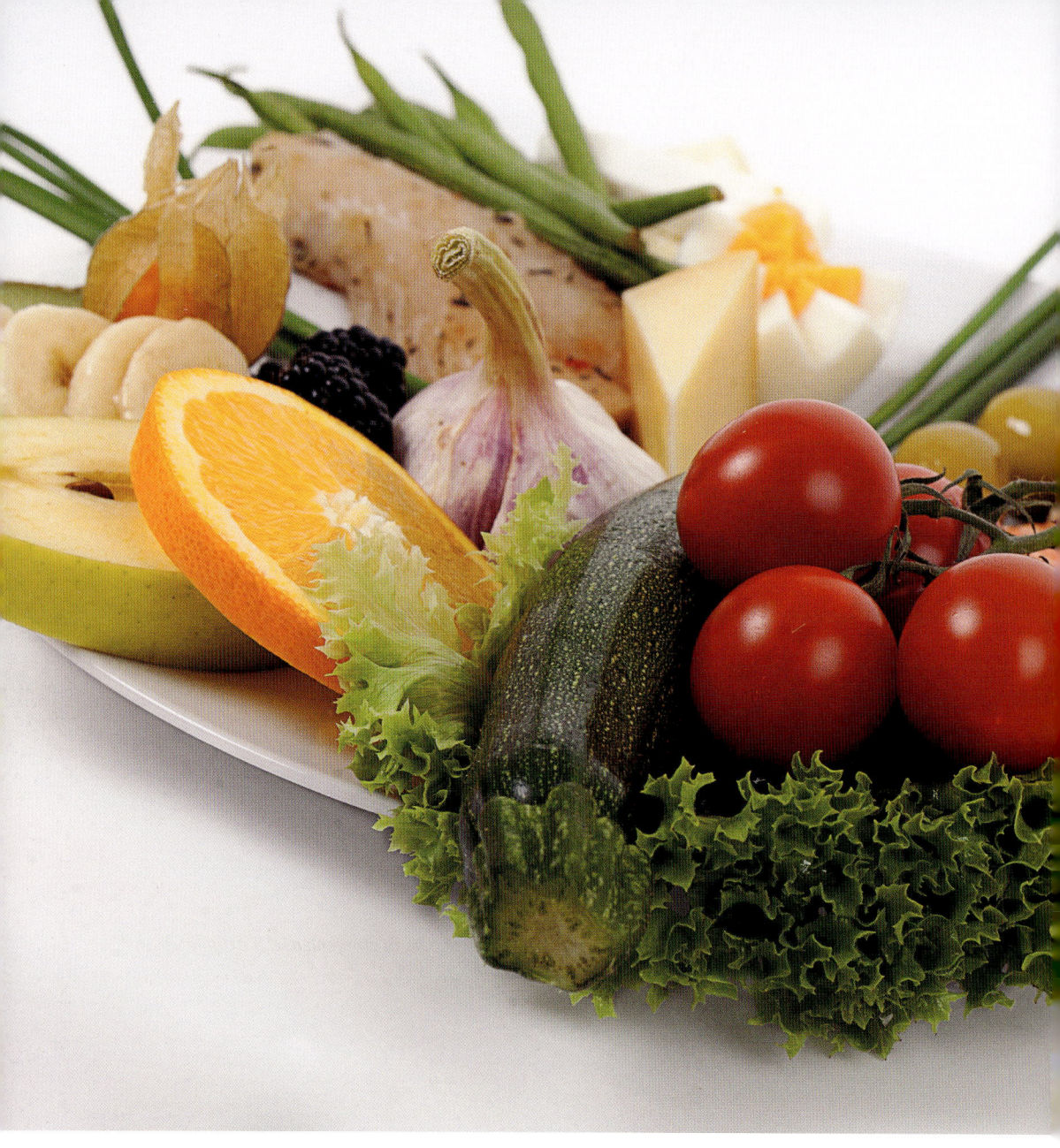

»Hähnchen- oder Putenbrustfilet vom Grill«
- Hähnchen- oder Putenbrustfilet
- Reis
- Gemüse
- Beilagen-Salat

»Rinderfilet«
- Rinderfilet
- Folienkartoffel
- Gemüse
- Beilagen-Salat

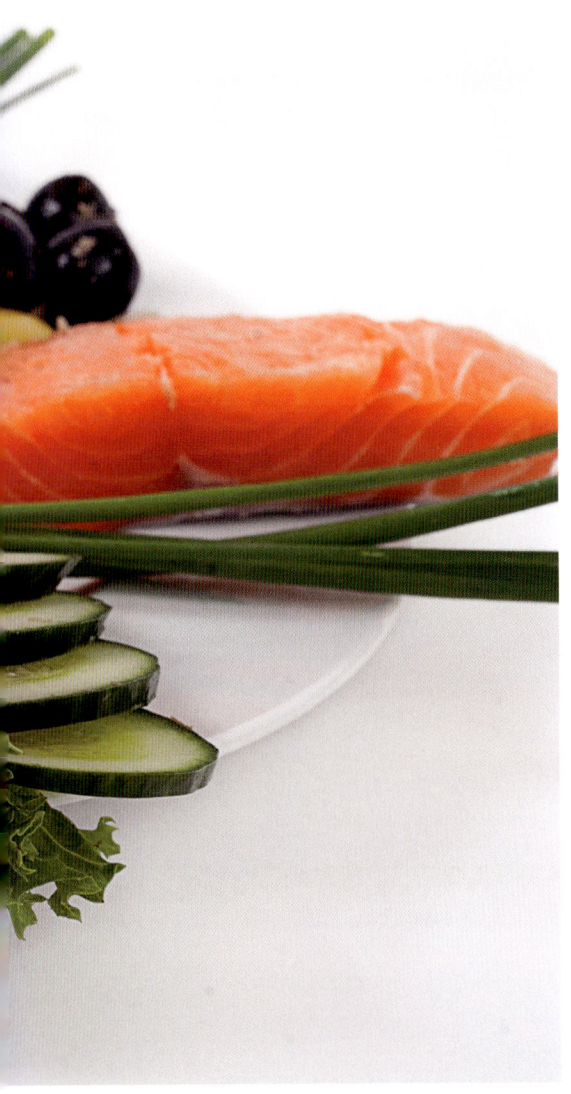

»Thunfisch-Spaghetti«
- Buchweizen-Nudeln
- Thunfisch (in Wasser)
- Tomatensauce

➡TIPP

Falls du in einer Kantine zu Mittag isst oder häufig Geschäftsessen hast, frage einfach nach, ob du zum Beispiel statt Pommes Frites oder Kroketten auch Folien- oder Salzkartoffeln bekommen kannst oder mehr Gemüse statt einer anderen unerwünschten Beilage.

Und Vorsicht vor fetten gezuckerten Soßen. Lass diese ganz weg oder dir in einem separaten Schälchen servieren. So kannst du selbst auswählen, wie viel Soße du über deinem Essen haben möchtest.

Besonders zu empfehlen ist die thailändische Küche. Achtung, damit meine ich allerdings keine Frühlingsrollen, Fischchips oder knusprige Ente. All diese Dinge kommen aus der Fritteuse und sind somit zu meiden. Vielmehr kannst du fast alles bestellen, was mit Hähnchenbrustfilet (nicht paniert) zubereitet wird. Am besten wählst du saisonal-frisches Gemüse dazu und wenn du es verträgst, darf auch ein wenig Chili dabei sein. Denn dieser beschleunigt deinen Stoffwechsel und ist gut für dein Immunsystem.

»Lachs«
- Lachs
- Salzkartoffeln
- Gemüse
- Beilagen-Salat

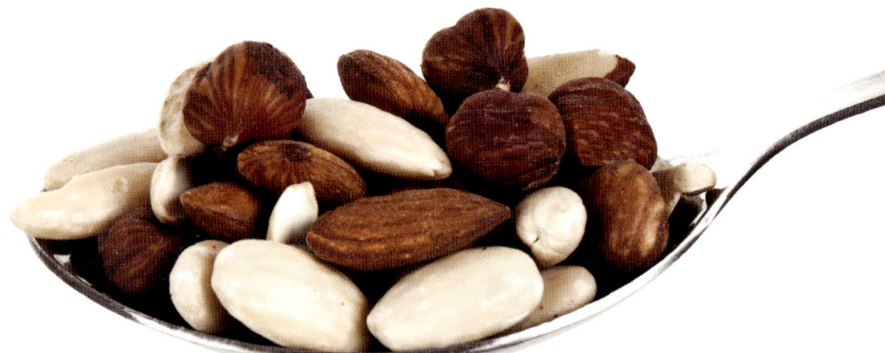

»Bauernpfanne«
- Rühreier
- Zwiebeln
- Pilze
- Salzkartoffeln
- Salat

12.8 ZWISCHENMAHLZEIT II

Nach Möglichkeit solltest du bereits bei dieser Mahlzeit auf Kohlenhydrate verzichten. Falls es für dich noch zu ungewohnt ist, dies zu tun, wähle bitte ein Rezept der Zwischenmahlzeit I.

»Protein & Nuts – small«
- Wasser und/oder Milch
- PRO80 Pistazie (Eiweißpulver 80 %)
- Nussmischung

»Protein & Nuts – medium«
- Mineralwasser
- Magerquark
- Nussmischung

»Protein & Nuts – large«
- Wasser und/oder Milch
- Magerquark
- PRO80 Pistazie (Eiweißpulver 80 %)
- Nussmischung

12.9 ABENDESSEN

Achtung: Jetzt keine Kohlenhydrate mehr! Dies gilt auch für die Getränke. Keine Fruchtsäfte und auch keine alkoholischen Getränke.
Ansonsten ist fast alles erlaubt, was keine Kohlenhydrate enthält. Egal ob Rind, Lamm, Schwein, Fisch oder Geflügel, dazu Gemüse und/oder Salat. Einzige »Regel«: keine frittierten Nahrungsmittel!

»Hähnchenbrustfilet – Tomate Mozzarella«
- Hähnchenbrustfilet
- Tomatenscheiben
- Mozzarella
- Kräuterquark* als »Beilage«

»Spezialpfanne à la Boris«
- Kokosöl
- Zwiebel
- Bio-Rinderhackfleisch
- Champignons
- Bio-Hühner-Volleier
- Mozzarella
- Pfeffer & Salz
- Peperoni**
- Kräuterquark* als »Beilage«

»Eiweiß-Salat à la Boris«
- Zwiebel
- Tomaten
- Thunfisch (in Wasser)
- Bio-Putenwurst
- Hüttenkäse
- Walnussöl (nicht sparsam sein)
- Balsamico weiß
- Pfeffer & Salz
- Ingwer**
- Chili** oder Peperoni**

*»Kräuterquark« als »Beilage«
- Magerquark
- Zwiebel
- Schnittlauch
- Leinöl
- Pfeffer & Salz

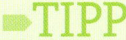

TIPP

Benutze bei der Zubereitung des Fleisches einen Grill oder eine beschichtete Pfanne und verwende vorzugsweise Alba-, Raps- oder Olivenöl.

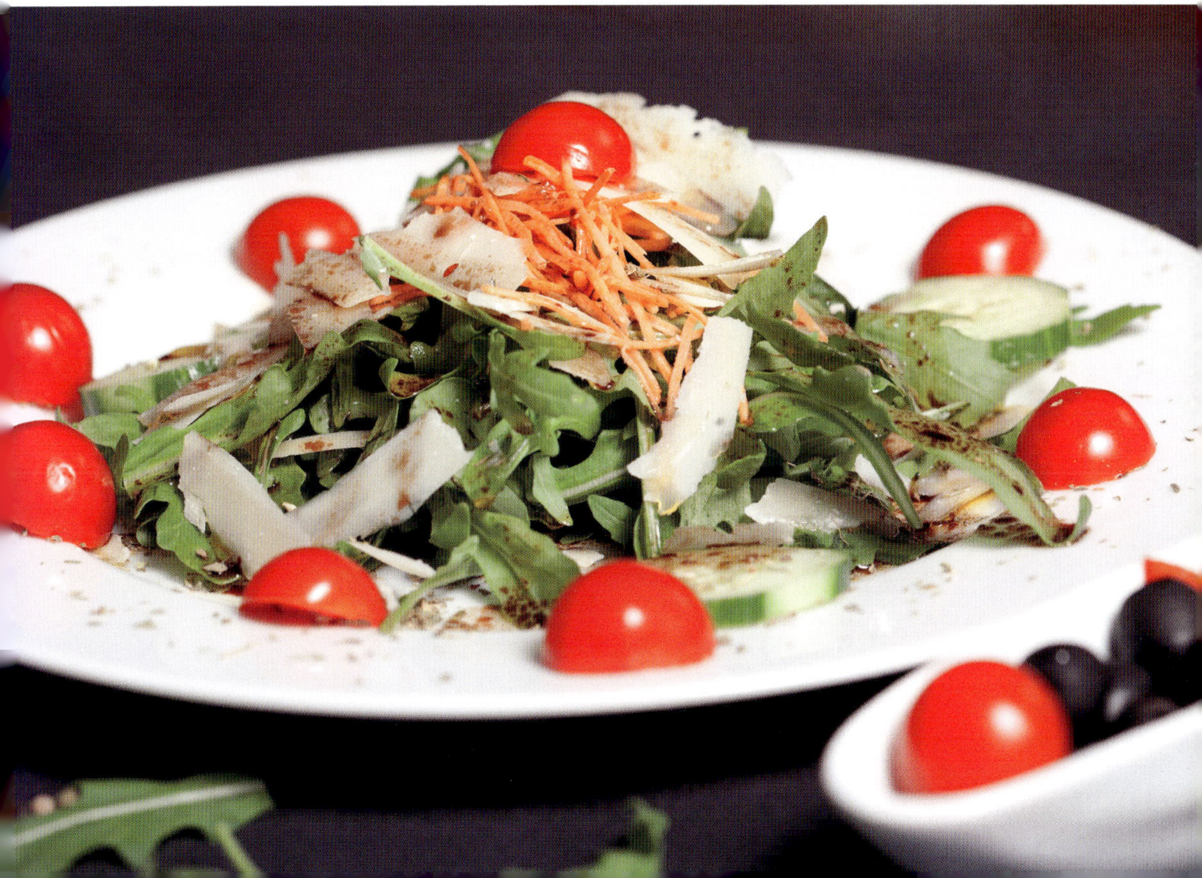

»Gemüsesuppe«
- Wasser
- Bio-Gemüsebrühe
- Hähnchenbrustfilet
- Kaiser- oder Suppengemüse
- Ingwer**
- Chili rot**

** Optional – beschleunigen deinen Stoffwechsel und stärken dein Immunsystem.

12.10 SPÄTMAHLZEIT

Diese sollte deinem Körper hauptsächlich Eiweiß mit einer hohen biologischen Wertigkeit liefern, sodass er über Nacht alle wichtigen Baustoffe zur Verfügung hat. Auch über die Zufuhr der wichtigen Omega-3-Fettsäuren wird er sich freuen.

»Anti-Muskelkater-Shake«
- Wasser
- PRO80 Schoko (Eiweißpulver 80 %)
- Walnussöl

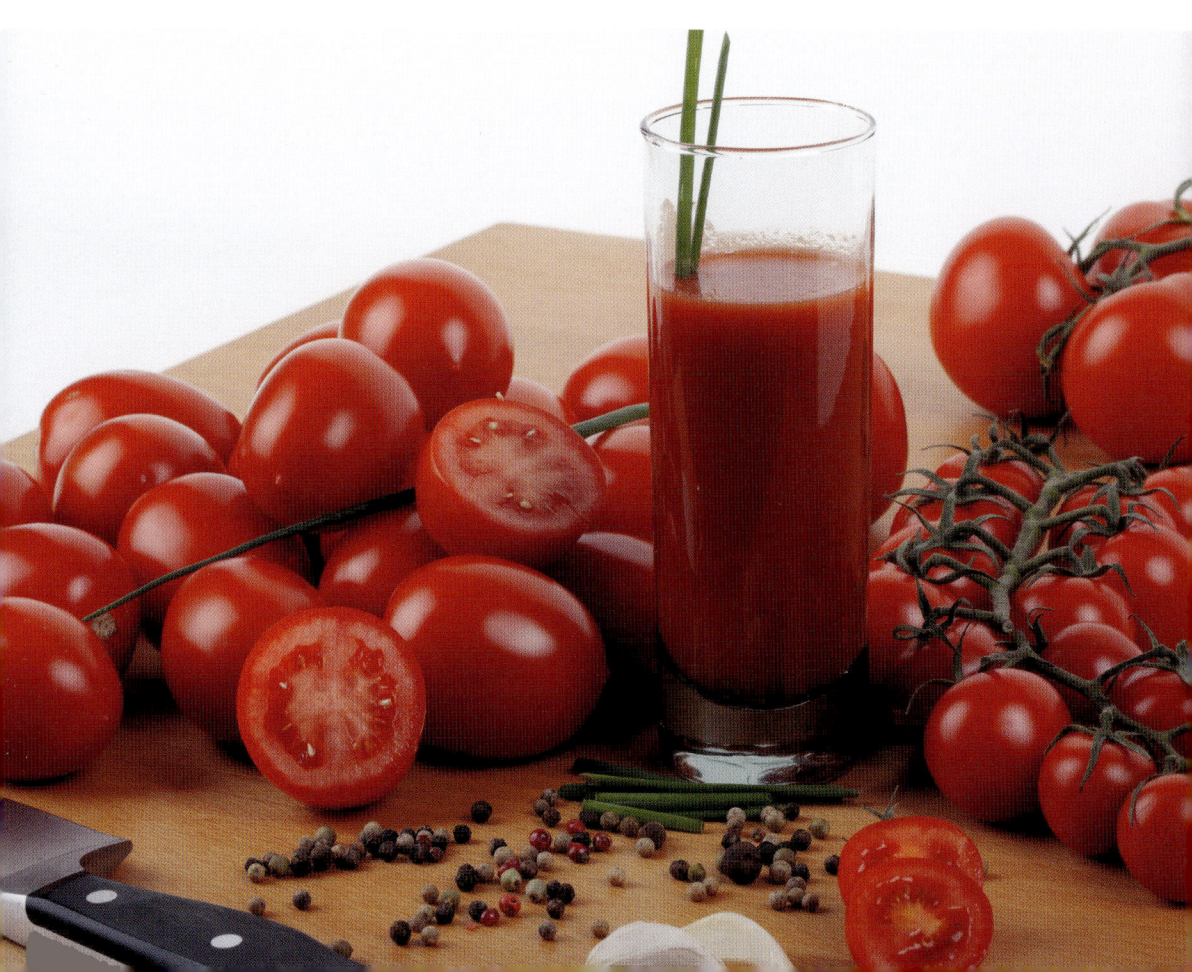

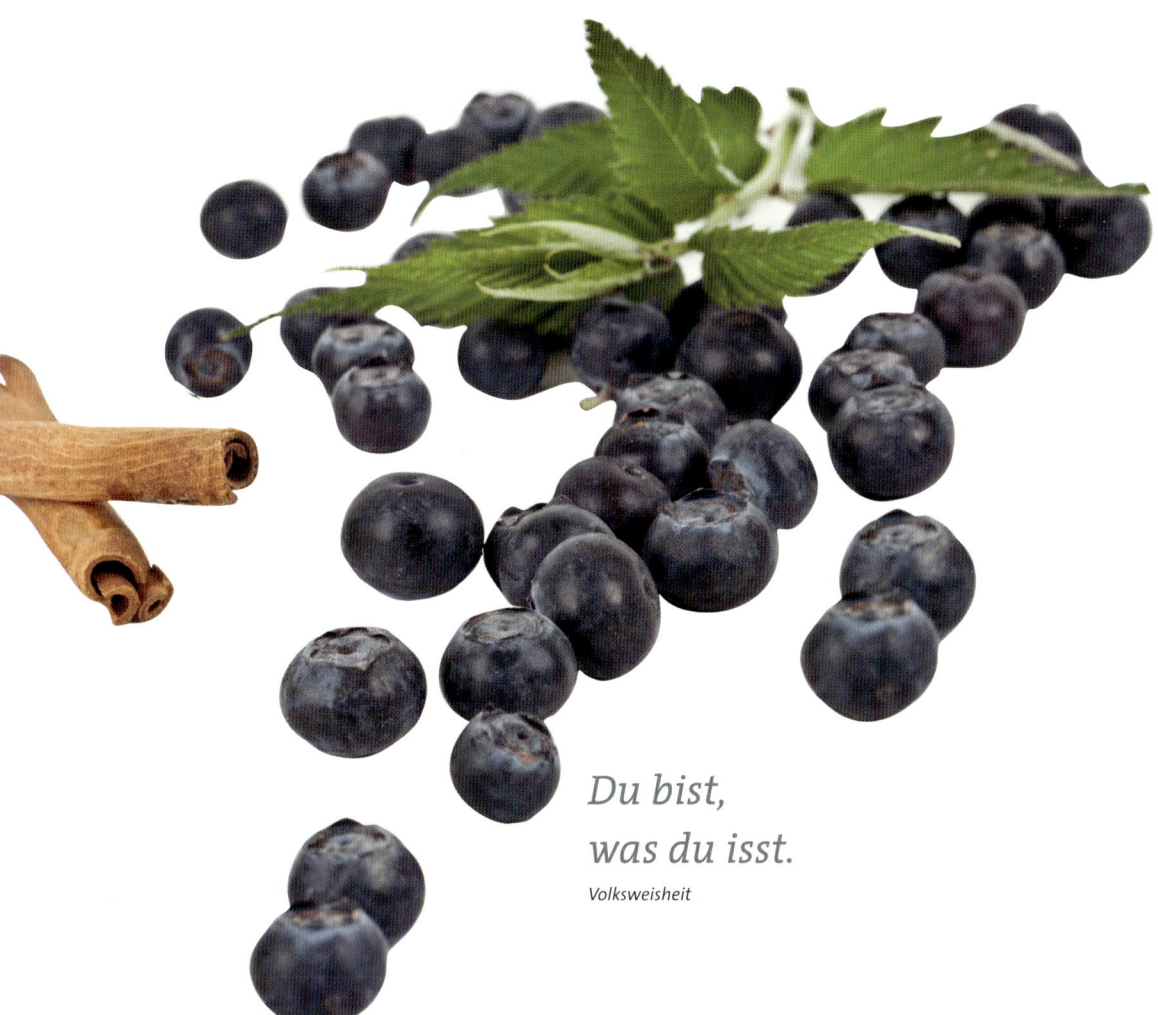

Du bist,
was du isst.

Volksweisheit

»Vanillequark mit Walnüssen«
- Wasser
- Magerquark
- PRO80 Vanille (Eiweißpulver 80 %)
- Walnüsse

Falls dir der Schokoshake oder Vanillequark als Spätmahlzeit nicht schmecken sollte, wähle einfach einen anderen Geschmack oder einen Vorschlag aus den »Zwischenmahlzeiten II« ohne Kohlenhydrate.

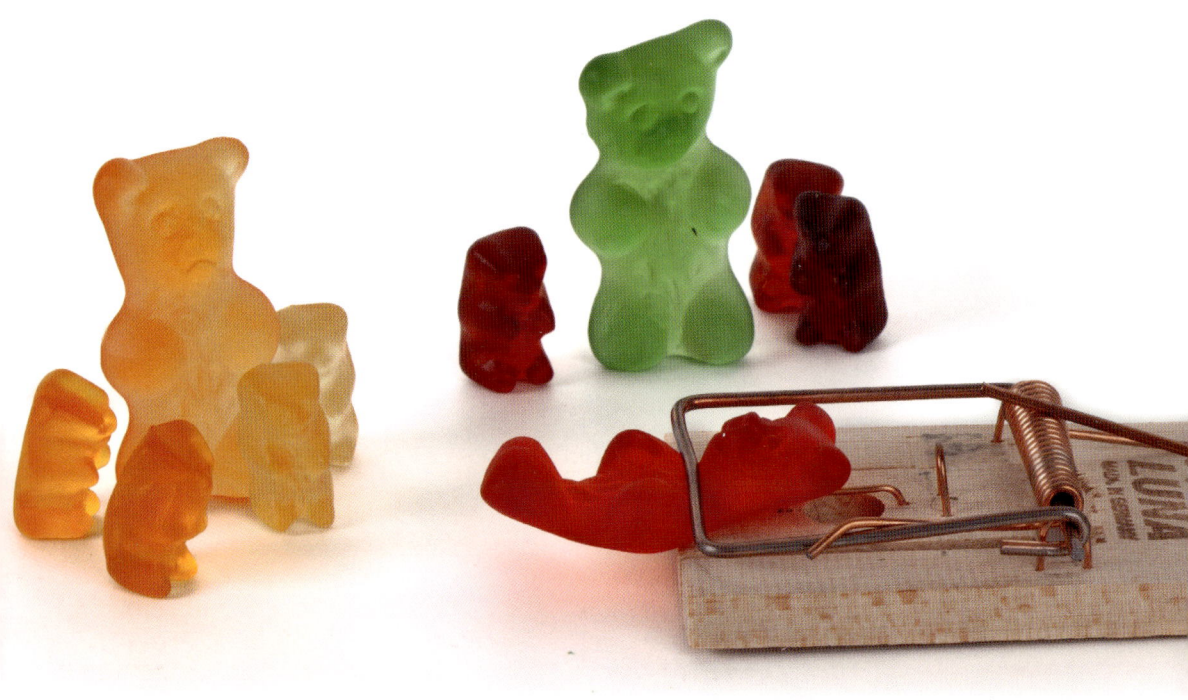

►**TIPP**

Vorsicht vor Süßigkeiten! Lass deinen Schweinehund in die Falle tappen, indem du ihm zum
Beispiel einen Schokoladenshake gibst – so
verschwinden die Gelüste auf Süßes.

►**TIPP**

Druck dir den »grünen Tag« aus und hefte ihn
dir zum Beispiel an deinen Kühlschrank. Du
findest ihn auf meiner Homepage unter
www.boris-schwarz.de (siehe auch Kapitel
»20. Downloads«).

*Gesundheit ist weniger
ein Zustand
als eine Haltung,
und gedeiht
mit der Freude
am Leben.*

Thomas von Aquin

13.
TRAINING

»Training ist die Verbesserung der Leistungsfähigkeit in einem geplanten Prozess unter Berücksichtigung biologischer Regeln.« Verstanden? Lass uns zunächst einmal betrachten, welche Funktion deines Körpers für die »Verbesserung der Leistungsfähigkeit« verantwortlich ist. Es ist »das Prinzip der Superkompensation«.

13.1 DAS PRINZIP DER SUPER- KOMPENSATION

Erinnerst du dich noch an das Kapitel »10.11 Muskelkater« und die Geschichte mit dem apfelgrünen Doppeldeckerbus? Intensives Training führt gewissermaßen zu kleinen Mikroverletzungen deiner Muskulatur. Und das Prinzip der Superkompensation beschreibt die Fähigkeit deines Körpers, auf einen solchen Trainingsreiz nicht nur mit Reparatur (Kompensation) deines Muskelgewebes, sondern sogar mit einer Verstärkung (Superkompensation) zu reagieren. Folgende zwei Beispiele sollen dir bildhaft verständlich machen, wie das Prinzip der Superkompensation funktioniert.

Die Reaktion deiner Muskulatur auf ungewohnte Belastungen

Stell dir bitte vor, du wärst ein junger Mann, der gerade seinen Schulabschluss gemacht hat und eine Maurerlehre beginnt. Statt bisher die Schulbank zu drücken, wobei deine Muskulatur kaum gefordert wurde, schleppst du nun täglich schwere Steine und beanspruchst deinen Körper auf ungewohnte Weise.

Deine Muskulatur ist somit plötzlich einer solch starken Belastung ausgesetzt, dass sie winzige Muskelfaserverletzungen davon trägt. Du bekommst Muskelkater und fällst anfangs abends völlig erschöpft ins Bett. Und jetzt passiert folgendes: Dein Körper repariert (Kompensation) diese kleinen Muskelfaserverletzungen nicht nur, sondern setzt noch einen oben drauf und macht sie dicker, stärker und leistungsfähiger (Superkompensation), um so künftig den neuen Belastungen standhalten zu können.

Nach ein paar Wochen hat dein Körper genug Muskulatur aufgebaut und die anfängliche Belastung ist für dich zur Gewohnheit geworden. Da die Steine, die du täglich durch die Gegend wuchtest, nicht schwerer werden, bleibt deine Muskulatur auf diesem Stand stehen, ganz nach dem Motto: »Ein gutes Pferd springt nur so hoch, wie es muss.«

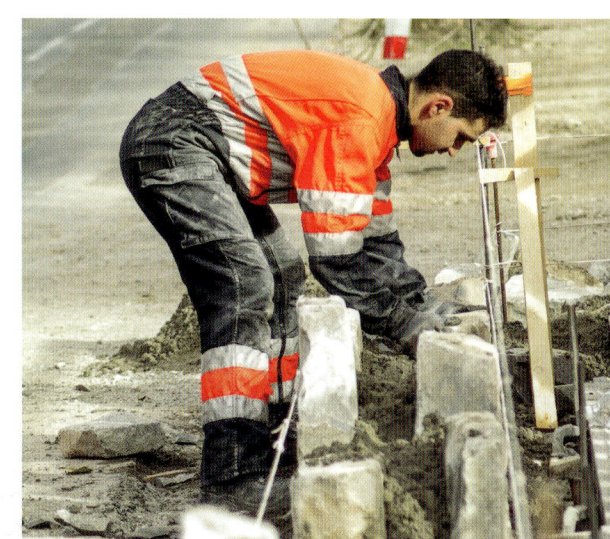

Übrigens ist dies häufig der Grund dafür, dass Menschen beim Sport irgendwann auf der Stelle treten. Sie steigern die Intensität der Belastung nicht. Somit wird aus Training Bewegung (siehe auch Kapitel »15.3 Training oder Bewegung?«).

Zurück zu deiner neuen Aufgabe als Maurerlehrling und deinen Handflächen.

Die Reaktion deiner Handflächen auf ungewohnte Belastungen

Du hast in den letzten Wochen tonnenweise Steine geschleppt und dabei keine Schutzhandschuhe getragen. Und wie hat dein Körper reagiert? Welche Vorkehrungen hat er getroffen? Er hat in dem neuerdings stark beanspruchten Bereich Hornhaut gebildet – quasi als Schutz vor weiteren »Verletzungen«.

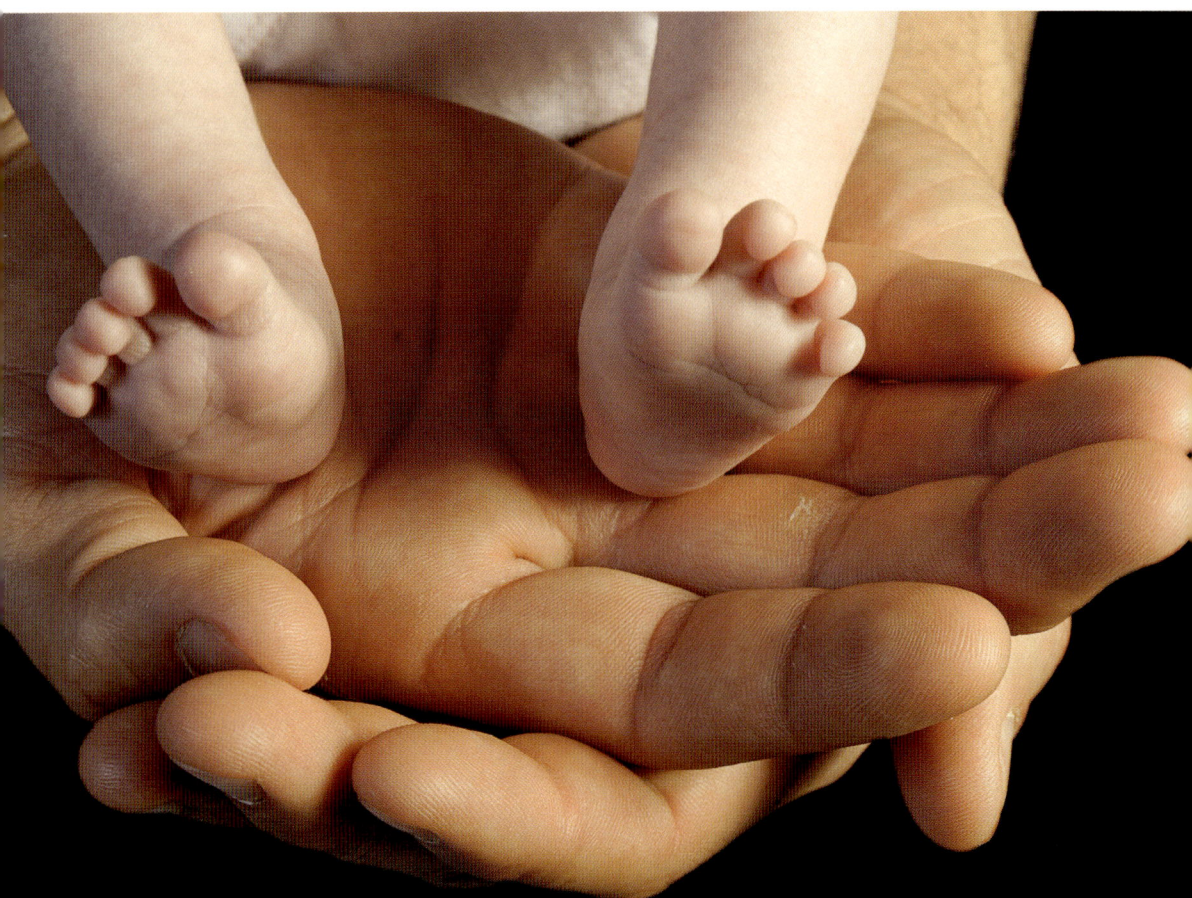

Die Steine haben deine Hautoberfläche immer und immer wieder beschädigt und dein Körper hat diesen Schaden auch hier nicht nur repariert (Kompensation), sondern als Schutz vor weiteren »Angriffen« Hornhaut gebildet (Superkompensation).

Und genau so funktioniert Training. Du trainierst deine Muskeln, »beschädigst« sie und die Reaktion auf diese Beschädigung ist Muskelaufbau. Im Prinzip ganz einfach.
Problematisch wird es nur, wenn du den richtigen Zeitpunkt für dein Training verpasst.

Folgende Grafik zeigt dir das Prinzip der Superkompensation.

Sicherlich ist dir bereits jetzt schon klar, wann du idealerweise deinen Trainingsreiz setzen solltest, doch lass uns zunächst einmal schauen, was passiert, wenn die Trainingsreize zu lange oder auch zu kurz auseinanderliegen.

Der Quartalstrainierer

Gehörst du zu den »Quartalstrainierern«? Lässt du zwischen deinen Trainingseinheiten zu viel Zeit vergehen? Etwa weil du nur sehr unregelmäßig, sagen wir einmal in der Woche, trainierst? Achtung: einmal ist besser, als keinmal!
Dennoch fällt dein Leistungslevel immer wieder auf sein Ausgangsmaß zurück (5) und der Trainingserfolg bleibt aus. Du trittst quasi auf

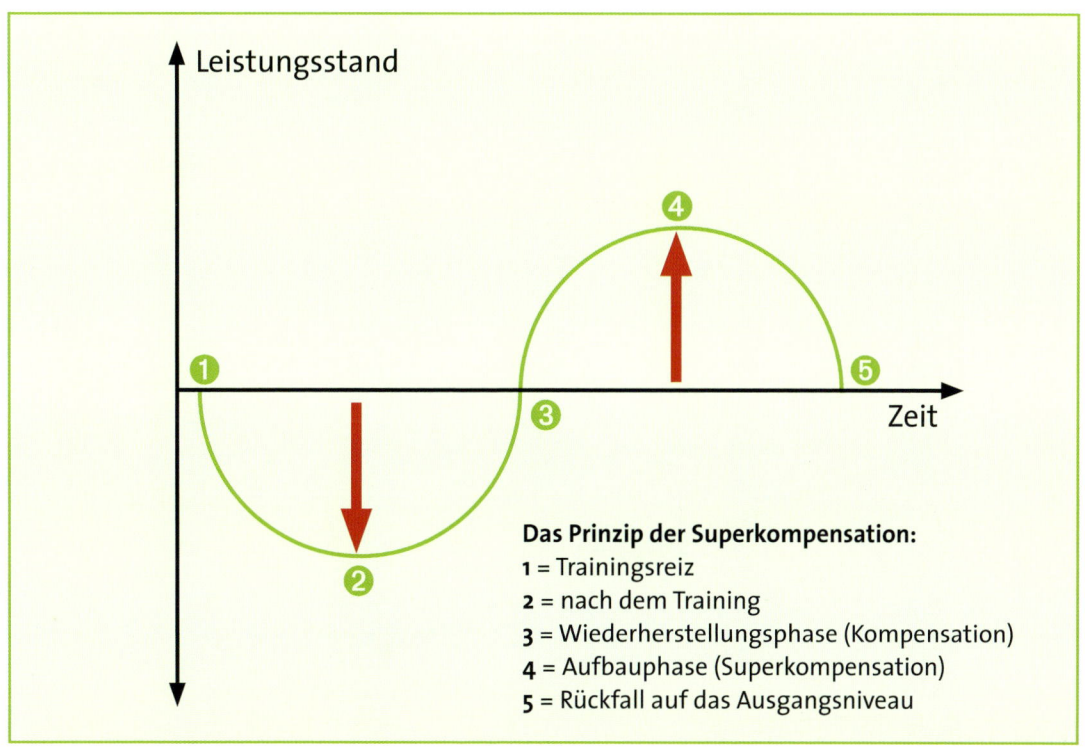

Das Prinzip der Superkompensation:
1 = Trainingsreiz
2 = nach dem Training
3 = Wiederherstellungsphase (Kompensation)
4 = Aufbauphase (Superkompensation)
5 = Rückfall auf das Ausgangsniveau

der Stelle. Dein Training fällt dir immer gleich schwer, du holst dir Woche für Woche eine ordentliche Portion Muskelkater ab und der Erfolg will sich einfach nicht einstellen.

Noch verheerender sind die »Vieltrainierer«.

Der Trainingsweltmeister

Gehörst du zu den »Trainingsweltmeistern«, die täglich in Fitnessclub, Wald oder Verein rennen? Denn auch dann wirst du vergeblich versuchen, eine adäquate Leistungssteigerung zu erzielen, du wirst ebenfalls scheitern.

Eine schöne Metapher hierfür ist die Hornhautbildung auf deinen Handflächen aus der vorangegangenen Geschichte. Was denkst du, würde passieren, wenn du versuchen würdest, deine Hornhautbildung zu beschleunigen, indem du täglich mit einer Feile nachhelfen würdest? Du würdest so lange feilen, bis deine Handflächen blutig sind. Dein Körper könnte dann nur noch mit Heilung reagieren (Kompensation). Von Superkompensation ist keine Rede mehr. Ähnlich verhält es sich mit dem Training. Würdest du zum Beispiel täglich deinen Trizeps trainieren, hätte dieser überhaupt keine Zeit zu regenerieren. Geschweige denn straffer zu werden oder zu wachsen. Eine Stagnation wäre die Folge, im schlechtesten Fall sogar ein Leistungsrückgang. Ähnlich wie bei der Hornhautbildung könnte

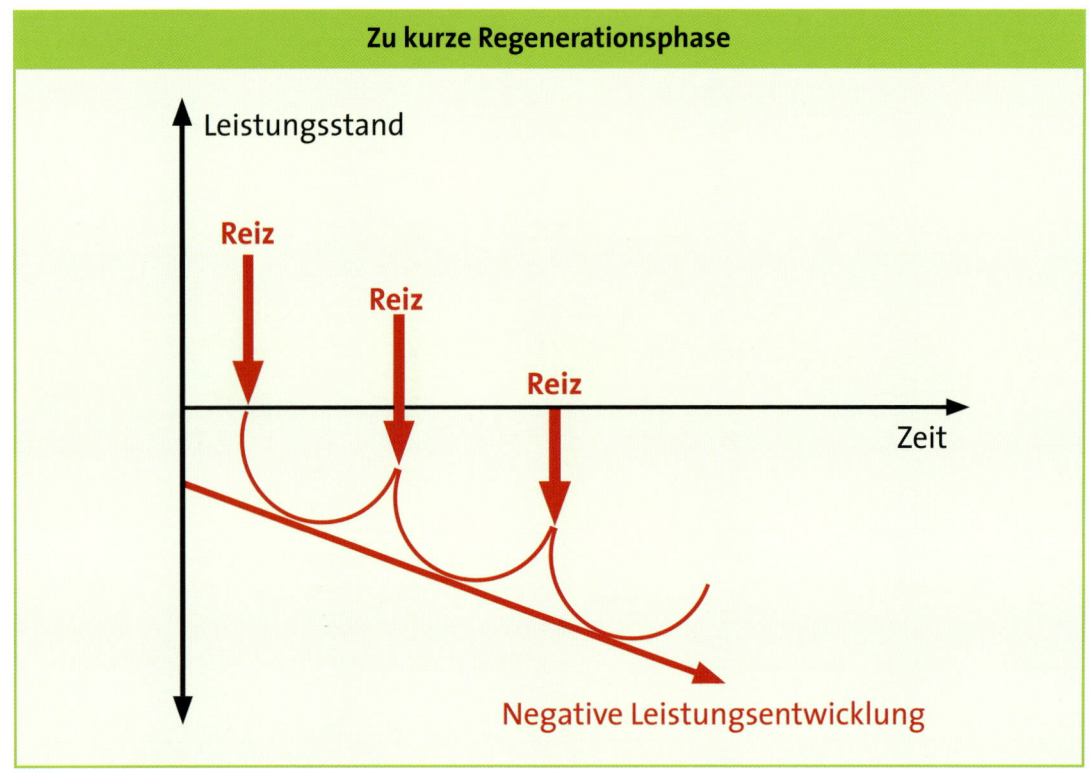

Zu kurze Regenerationsphase

Leistungsstand

Reiz

Reiz

Reiz

Zeit

Negative Leistungsentwicklung

dein Körper maximal mit Heilung reagieren. Die Grafik auf Seite 100 verdeutlicht den Rückgang des Leistungsniveaus aufgrund zeitlich zu engmaschig gesetzter Trainingsreize.

Dies hätte nicht nur eine Stagnation deiner Leistungsfähigkeit zur Folge, sondern auch deine Infektanfälligkeit würde steigen. Du wärst ständig müde und möglicherweise würdest du die Lust am Training völlig verlieren.

Willkommen im Übertraining

Wissenschaftler nennen dieses Phänomen Übertraining. Nicht nur Spitzensportler sind davon betroffen, sondern gerade hochmotivierte Anfänger. Ganz nach dem Motto »Viel hilft viel!« stürmen sie täglich in den Fitnessclub und wuchten Gewichte oder rennen sich im Wald die Seele aus dem Leib. Viele trainieren oft jahrelang überhaupt nicht und glauben dann, innerhalb von zwei, drei Monaten unrealistische Ziele erreichen zu können. Eine Verletzung oder Krankheit stoppt schließlich den übersteigerten Ehrgeiz und meistens sind diese »Sportler« genauso schnell von der Bildfläche verschwunden, wie sie aufgetaucht sind.

> *Erfolg ist ein Gesetz der Serie und Misserfolge sind Zwischenergebnisse. Wer weitermacht, kann gar nicht verhindern, dass er irgendwann Erfolg hat.*
>
> *Thomas Edison*

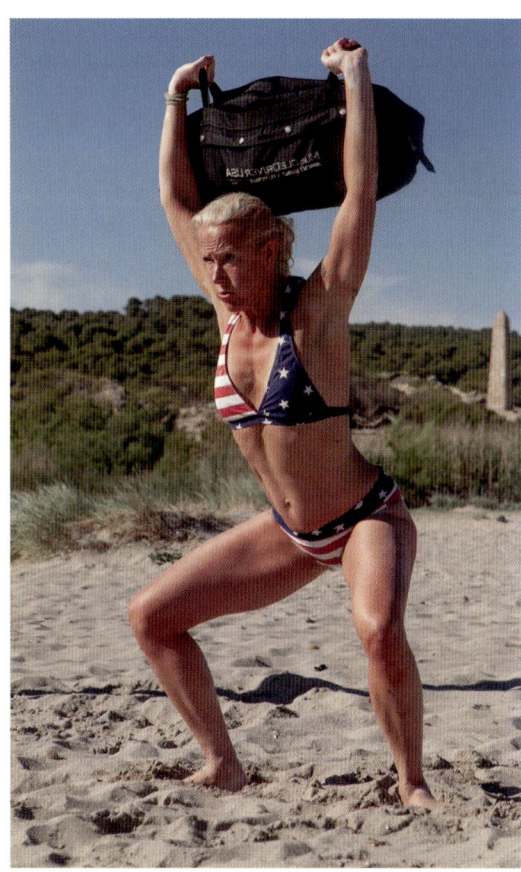

➤TIPP

Setze dir realistische Ziele! Mit einem Personal Trainer oder in einem Premium-Fitnessclub kannst du solche Ziele definieren. Und auf dem Weg dorthin werden diese mittels Zwischenzielen immer wieder überprüft. Gegebenenfalls werden die Zwischenziele oder deine Trainingsmethoden angepasst und neu festgelegt.

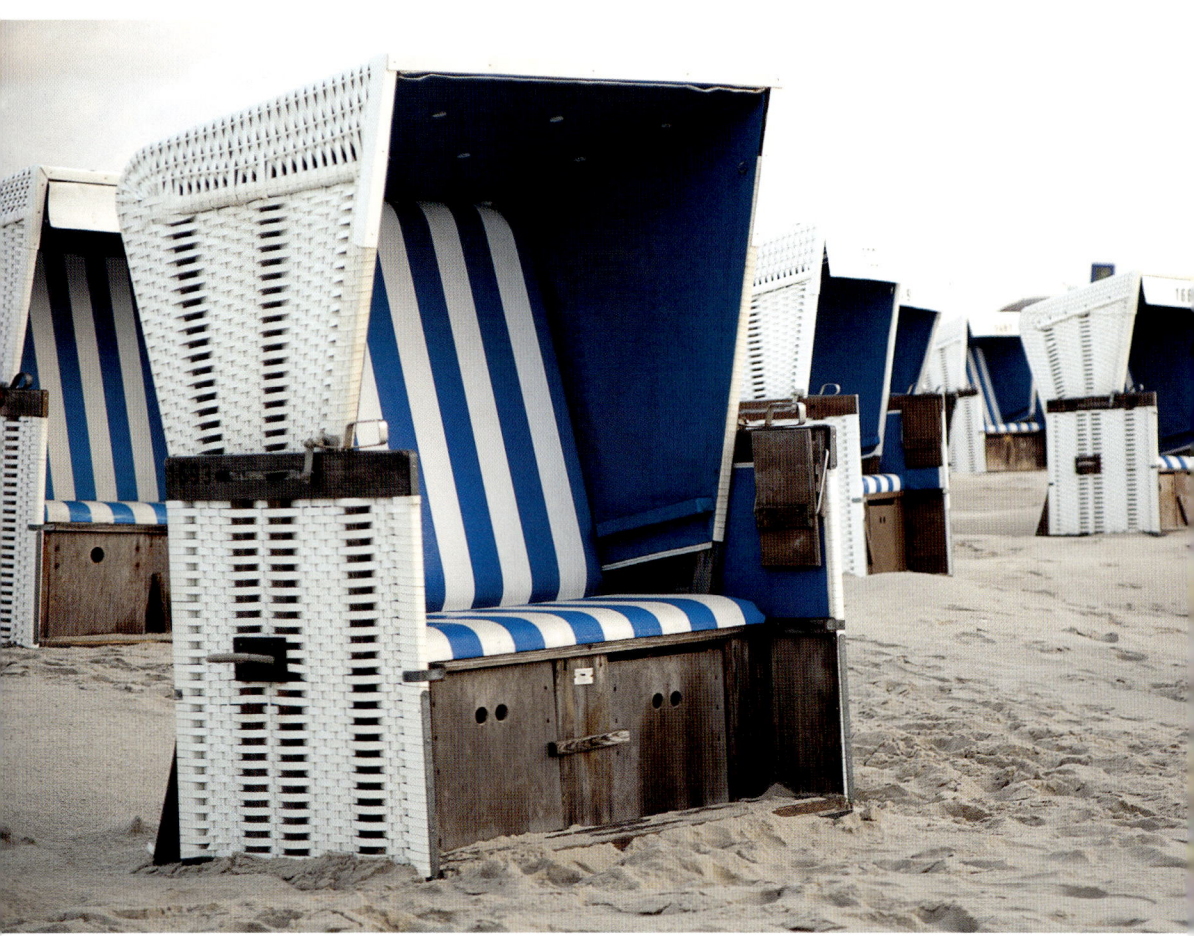

Optimale Regenerationsphase

Die Planung der Regenerationsphasen ist mindestens so wichtig wie das Training selbst. Nicht, dass du jetzt denkst, du müsstest einfach die »Ruhephasen« erhöhen, nein, so ist das nicht, ein wenig Training muss schon sein.
Jedenfalls liegt ein Schlüssel zum Erfolg eindeutig in den optimalen Regenerationsphasen zwischen den einzelnen Trainings.
Es gibt noch einen weiteren Schlüssel zum Er-

folg – weißt du noch welchen? Erinnerst du dich an den Ernährungsteil und dort an das Kapitel »10.11 Muskelkater«? Wer oder was war zuständig für die »Reparatur« der Muskelfaserverletzungen? Es was das gute Eiweiß und die Omega-3-Fettsäuren. Die acht »Spezialisten« und die zwölf normalen Arbeiter »reparieren« nämlich den »Schaden«, während die guten Omega-3-Fettsäuren den »entzündlichen Prozess« eindämmen.

Folgende Grafik zeigt dir, wie ein perfekt durchdachtes Training, unter Berücksichtigung der Regenerationsphasen, zum Ziel führt.

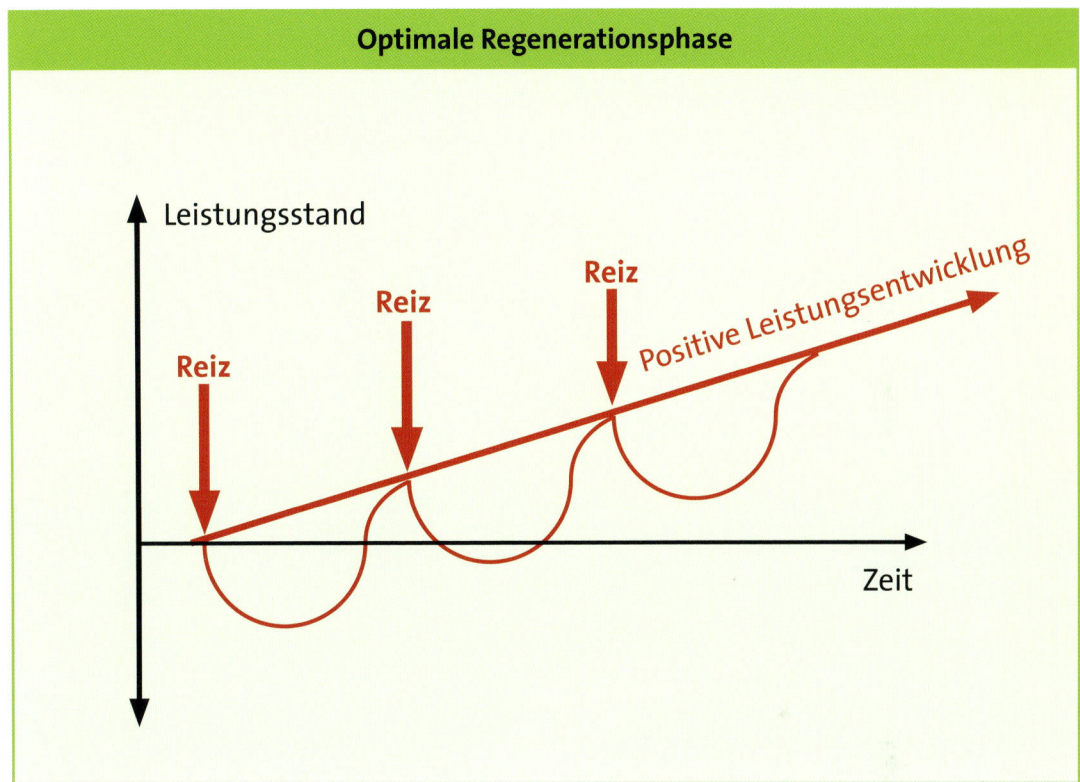

Optimale Regenerationsphase

Du solltest also idealerweise immer am Höhepunkt der Regenerationsphasen (Superkompensation) deinen Trainingsreiz setzen, denn dann wirst du letztlich straffer, stärker, schneller und leistungsfähiger.
Plane bewusst Regenerationsphasen in deinen Trainingsplan mit ein!
Sicherlich fragst du dich nun, wie lange die ideale Regenerationsphase ist?

Der richtige Zeitpunkt
Da dieser von zu vielen Faktoren abhängt, ist es unmöglich, eine für alle Menschen passende Aussage zu treffen, denn schließlich ist jeder Mensch so individuell wie sein Fingerabdruck.

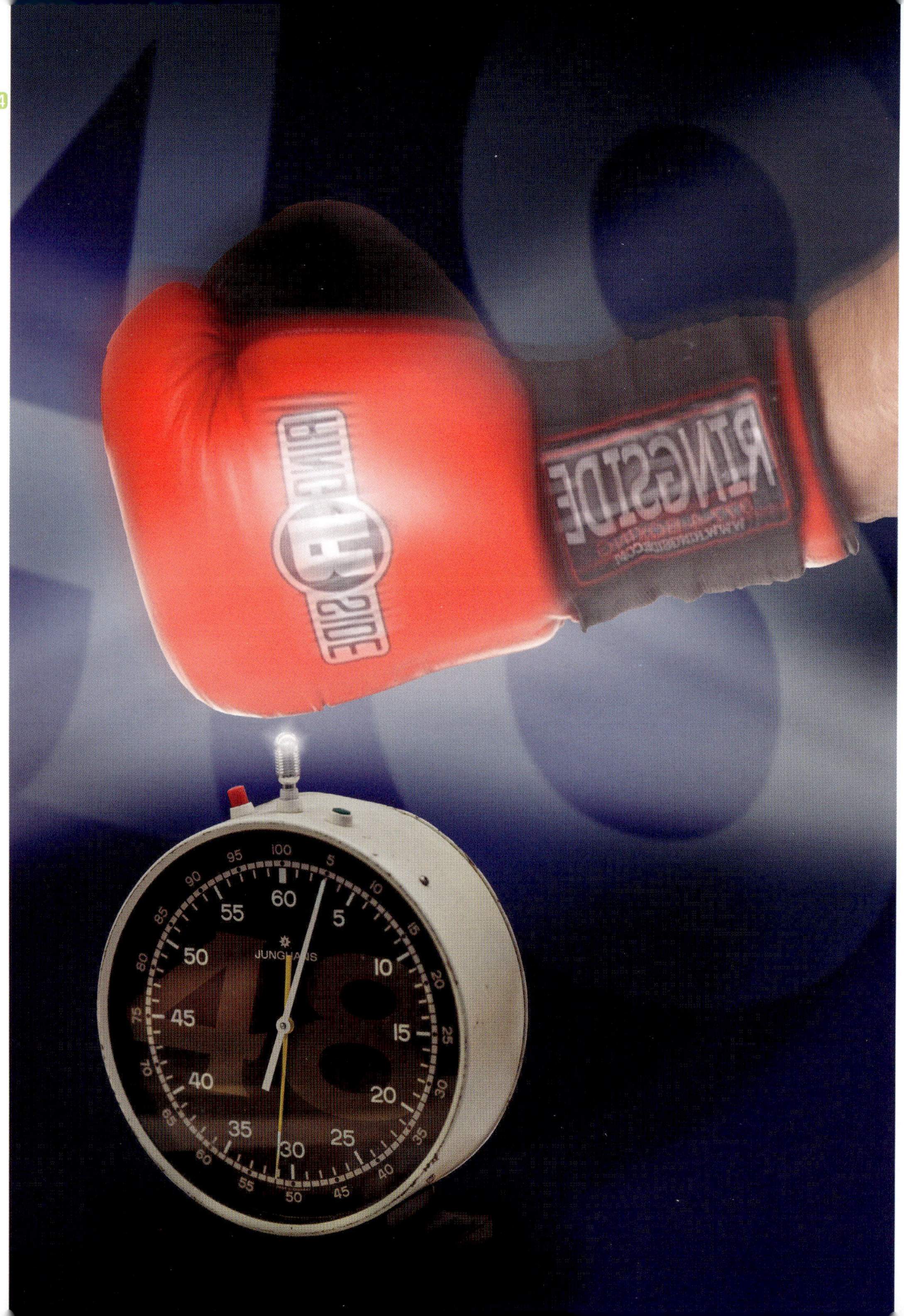

Folgende Faktoren beeinflussen deine Regenerationsfähigkeit:

- dein kalendarisches Alter
- dein biologisches Alter
- dein Geschlecht
- deine Sportart
- dein Leistungszustand
- dein Stresslevel
- dein Schlafverhalten
- deine Ernährung usw.

All diese Einflüsse sind für deine Erholungsfähigkeit von größter Bedeutung und zu berücksichtigen. Als grobe Aussage gilt eine Regenerationsphase von ungefähr 48 bis 72 Stunden.

Warst oder bist du in einem Fitnessclub angemeldet? Oder hast du mal nach einem seriösen Lauftrainingsplan trainiert? Im Fitnessclub wird häufig die Empfehlung ausgesprochen, jeden zweiten Tag, z.B. montags, mittwochs und freitags, zu trainieren. Wissenschaftliche Lauftrainingspläne sind ebenso aufgebaut: Gelaufen wird z.B. am Dienstag, Donnerstag und Sonntag. In beiden Fällen liegen zwischen den jeweiligen Trainingseinheiten 48 bis 72 Stunden – zumindest für Hobbysportler.

Leistungssportler, die jahrelang an ihrer Leistungsverbesserung arbeiten, haben eine bessere Regenerationsfähigkeit. In diesen Fällen kann es sein, dass ein Läufer sechsmal die Woche

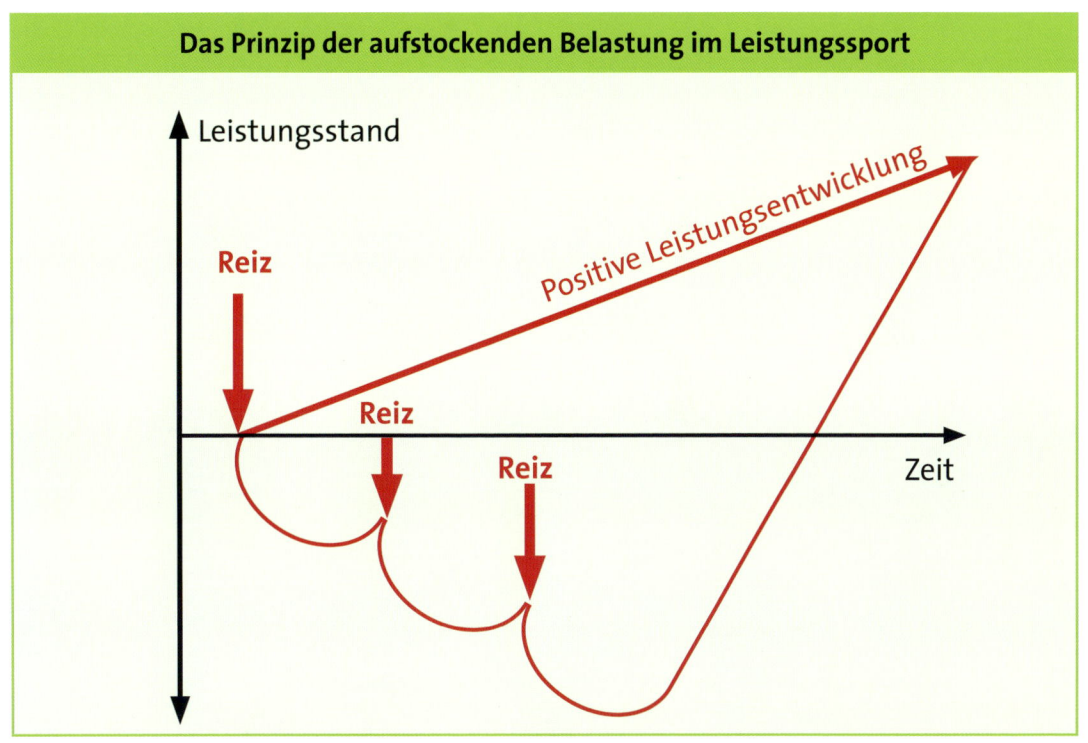

Das Prinzip der aufstockenden Belastung im Leistungssport

Leistungsstand

Reiz

Positive Leistungsentwicklung

Reiz

Reiz

Zeit

läuft. Sicherlich fragst du dich nun, wie er sich erholt? Ganz einfach, er trainiert einen Tag intensiv und einen Tag extensiv. Der Amerikaner nennt dies: »One day hard, one day easy!«.

Apropos Leistungssportler. Hast du dich in der Vergangenheit einmal über ein Fußball-Länderspiel unserer Nationalmannschaft kurz vor einer Europa- oder Weltmeisterschaft geärgert? Die Jungs haben einen völligen Mist zusammengespielt und gegen Ende der zweiten Halbzeit ähnelte das, was sie auf dem Platz ablieferten, eher Standfußball? Und 14 Tage später bei ihrem ersten Einsatz im Turnier spielten sie wie die Götter? Was war nur los beim Freundschaftsspiel? Oder anders gefragt, was denkst du, wo lag ihre körperliche Verfassung auf Seite 103 der Grafik?

Du siehst drei Trainingsreize. Freundschaftsspiele werden oft als »Trainingsspiele« bezeichnet. Was denkst du, welcher Trainingsreiz war der des Freundschaftsspiels? Eins, zwei oder drei? Trainingsreiz Nummer drei! Die Spieler waren beim Freundschaftsspiel am Anschlag ihrer Leistungsfähigkeit, sie waren im wahrsten Sinne des Wortes platt. Ein solches Freundschaftsspiel dient als Abschluss eines harten Trainingszyklus und zur Formüberprüfung der Spieler. Im Anschluss heißt es dann relaxen und einen Gang zurückschalten.

Triathleten und viele andere Sportler sprechen hier vom »tapern«. Gemeint ist damit, dass nur noch ganz lockere Einheiten absolviert werden und dem Körper genügend Zeit gelassen wird, sich vollständig zu erholen. Wirklich? Vollständig erholen? Hast du aufgepasst?

Es ist natürlich noch ein bisschen mehr als nur erholen, denn erholen würde kompensieren bedeuten. Spitzen- und Leistungssportler kennen ihren Körper so gut, dass sie auf den Punkt genau fit sein können. Sie bedienen sich einfach des Wissens um das Prinzip der Superkompensation.

Also bei Freundschaftsspielen kurz vor wichtigen Spielen künftig die Nerven behalten. Nun dürfte dir klar sein, wie Training funktioniert. Schauen wir uns doch einmal die Unterschiede zwischen Kraft- und Ausdauertraining genauer an.

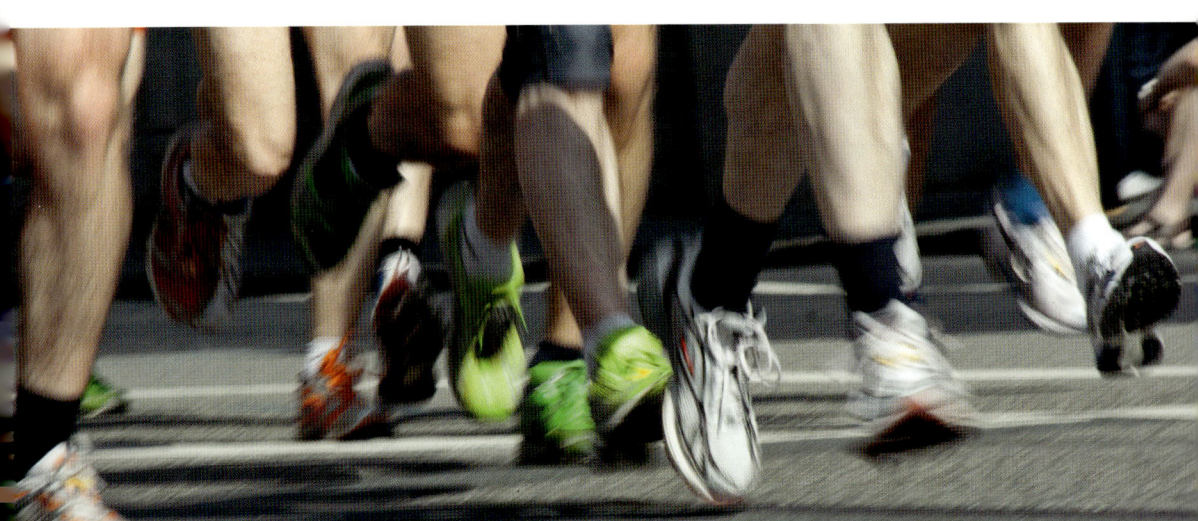

13.2 KRAFT- VERSUS AUSDAUERTRAINING

Mit welchem Training kannst du mehr Fett verbrennen, mit Krafttraining oder mit Ausdauertraining?

80 % der Menschen antworten auf diese Frage: mit Ausdauertraining. Und das ist falsch. Denn tatsächlich ist es das Krafttraining, wie eine Studie der Universität Wisconsin (USA) belegt. Darin heißt es: »Moderates Ausdauertraining erhöht deinen Stoffwechsel um bis zu zwei Stunden nach dem Training.« Das ist doch super, oder etwa nicht?

Doch lies selbst: »Intensives Krafttraining hingegen, erhöht deinen Stoffwechsel um bis zu 48 Stunden!«

Ist das nicht sensationell?

Krafttraining lässt also deinen Stoffwechsel auf Hochtouren laufen, was zur Folge hat, dass du mehr Fett in der Ruhe verbrennst.

Dies ist übrigens einer der Gründe, weshalb ich gerade Frauen nahe legen möchte, Krafttraining zu machen.

Krafttraining – Freund oder Feind der Frauen?

Erinnerst du dich noch, wie lange die Regenerationsphasen zwischen deinen Trainingseinheiten sein sollten? Von 48 bis 72 Stunden war hier die Rede. Na, macht es Klick bei dir?

Wenn Krafttraining deinen Stoffwechsel für bis zu 48 Stunden beschleunigt, wann solltest du dann idealerweise deinen nächsten Trainingsreiz setzen?

Natürlich nach 48 Stunden!

Bei drei Trainingseinheiten in der Woche erhöhst du demnach deine Stoffwechselrate für fast die gesamte Woche und kannst dir so die stundenlangen Einheiten auf den Ausdauergeräten »sparen«.

Ich möchte an dieser Stelle keinesfalls die positiven Eigenschaften des Ausdauertrainings schmälern, sondern vielmehr darauf verweisen, warum Krafttraining so wichtig ist. Auch die Damenwelt sollte daher intensiver und ohne Angst zu den Gewichten greifen.

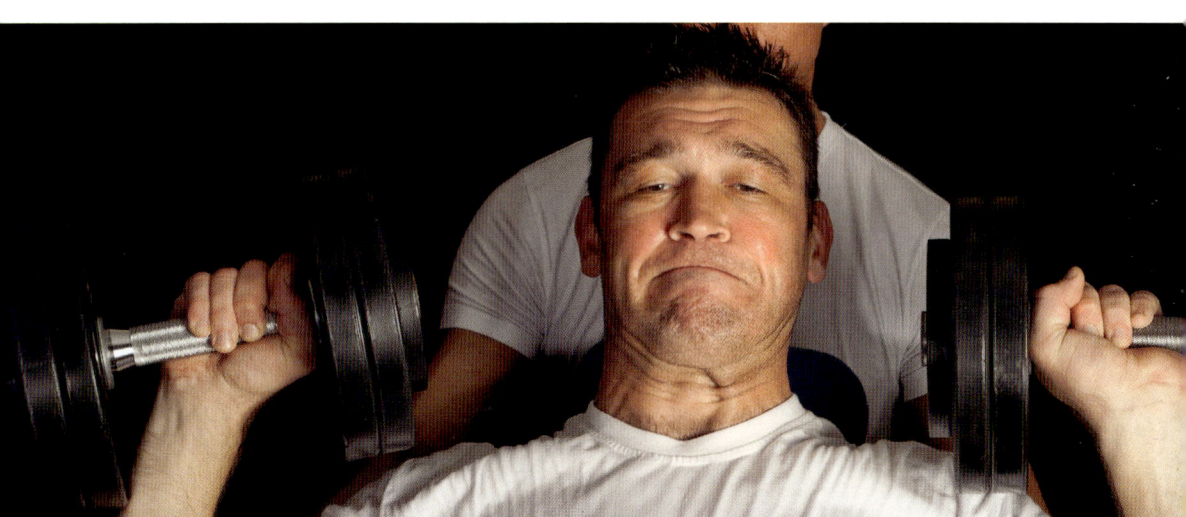

14.
DAS KRAFTTRAINING = BODYBUILDING?

Mit Krafttraining meine ich Muskeltraining mit Gewichten, am besten mit schweren Gewichten. Ja, du liest richtig, mit schweren Gewichten! Und das auch und gerade dann, wenn du eine Frau bist. »Bodybuilding« soll ich machen? Ja, und ich benutze auch das »böse« Wort »Bodybuilding«, denn was bedeutet es denn überhaupt? Übersetzt heißt es: »Die Körperkultur«. Gemeint ist damit natürlich den »Körper formen«. Und nichts anderes ist das Ziel vieler Menschen, die abnehmen wollen. Sie wollen ihren »Körper formen«.

Bei den Wörtern »Bodybuilding« und »Krafttraining« schießen dir sicherlich gleich Bilder von undefinierbaren Geschöpfen durch den Kopf, die spät abends auf den Sportkanälen im Fernsehen zu sehen sind. Diese Bilder haben allerdings nichts mit dem Bodybuilding zu tun, das ich meine. Und keine Angst vor überdimensionierten Muskelbergen, denn die Sache mit dem Muskelaufbauhormon »Testosteron« und dem »Arnold Schwarzenegger-Gen« haben wir ja bereits geklärt.

Liebe deine Muskeln, denn sie halten dich bis ins hohe Alter fit, gesund und lassen dich gut aussehen!

Nachfolgend habe ich einmal ein paar »Nebenwirkungen« von trainierten Muskeln für deinen »Beipackzettel« zusammengestellt.

14.1 MUSKELN GEBEN KRAFT BIS INS HOHE ALTER

Beobachte bitte einmal einen alten Menschen beim Aufstehen oder Treppensteigen ganz genau und präge dir dieses Bild ein.

Und nun stelle dir bitte einmal vor, du würdest dir eine Person oder ein Gewicht auf deine Schultern packen, das deinem Körpergewicht entspräche. Bei mir wären das 85 kg. Bedeutet, das Gewicht auf meinem Schultern oder Rücken beträgt inklusive meines Körpergewichtes 170 kg.

Und nun der Test: Mit dem Zusatzgewicht auf dem Rücken legst du nun eine Strecke von mehreren Metern zu Fuß zurück, um dann eine Treppe hinaufzusteigen. Was denkst du, wie wird sich das anfühlen?

Sicherlich anstrengend. Auf der obersten Stufe angekommen steht nun ein Stuhl, auf den du dich setzt. Immer noch mit dem Zusatzgewicht auf deinem Rücken oder deinen Schultern. Nach einer kurzen Verschnaufpause versuchst du nun, ohne fremde Hilfe aufzustehen. Wird es dir gelingen? Stopp!

Was denkst du, wie fühlt sich ein alternder Mensch, der in den letzten 20 Jahren 50 % seiner Muskelkraft eingebüßt hat?

Ähnlich wie du dich mit deinem Zusatzgewicht fühlst?

Mit Sicherheit.

Bereits vor Jahren belegten Studien, dass selbst im Alter von über 80 Jahren noch Muskelaufbautraining Sinn macht und Erfolg hat.

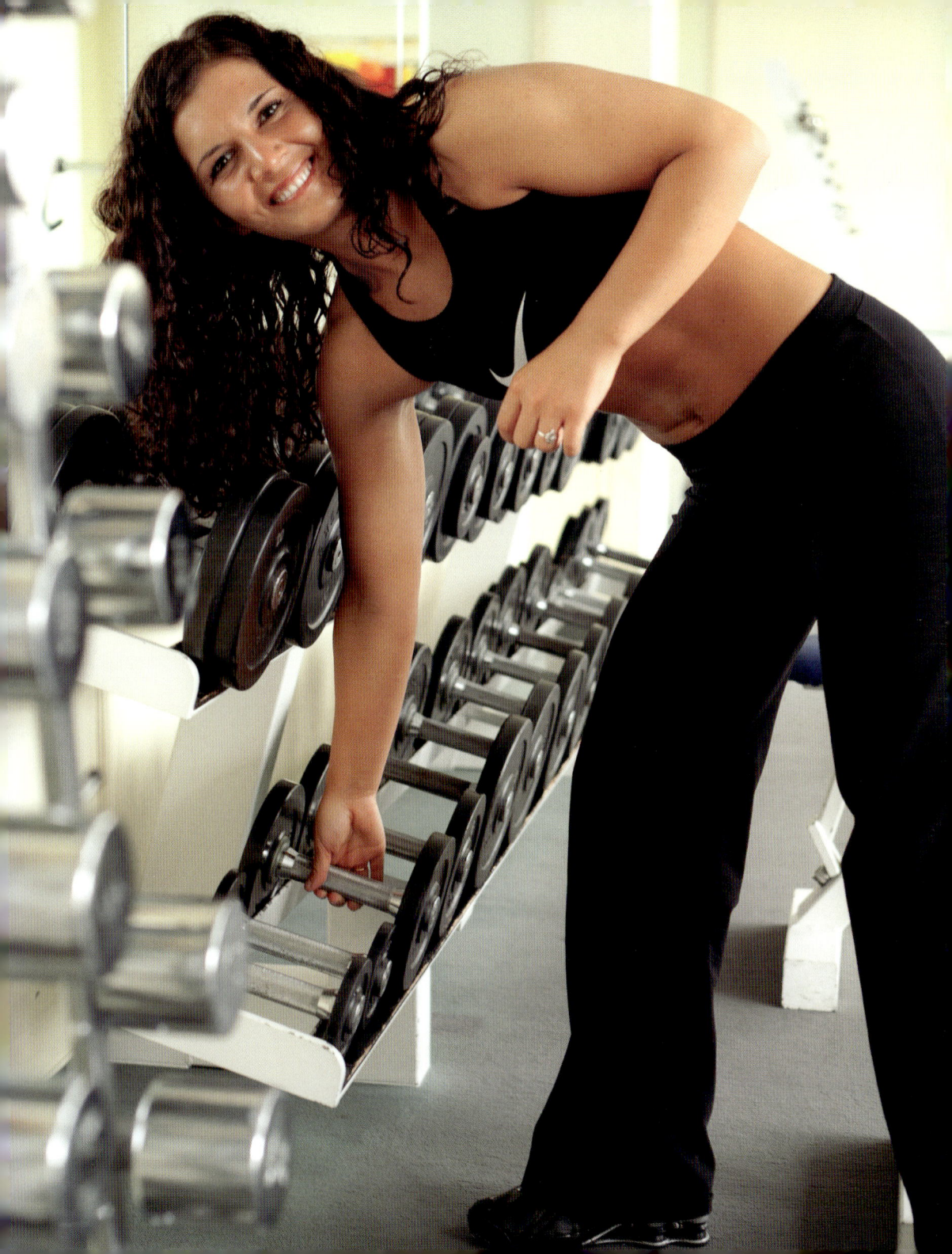

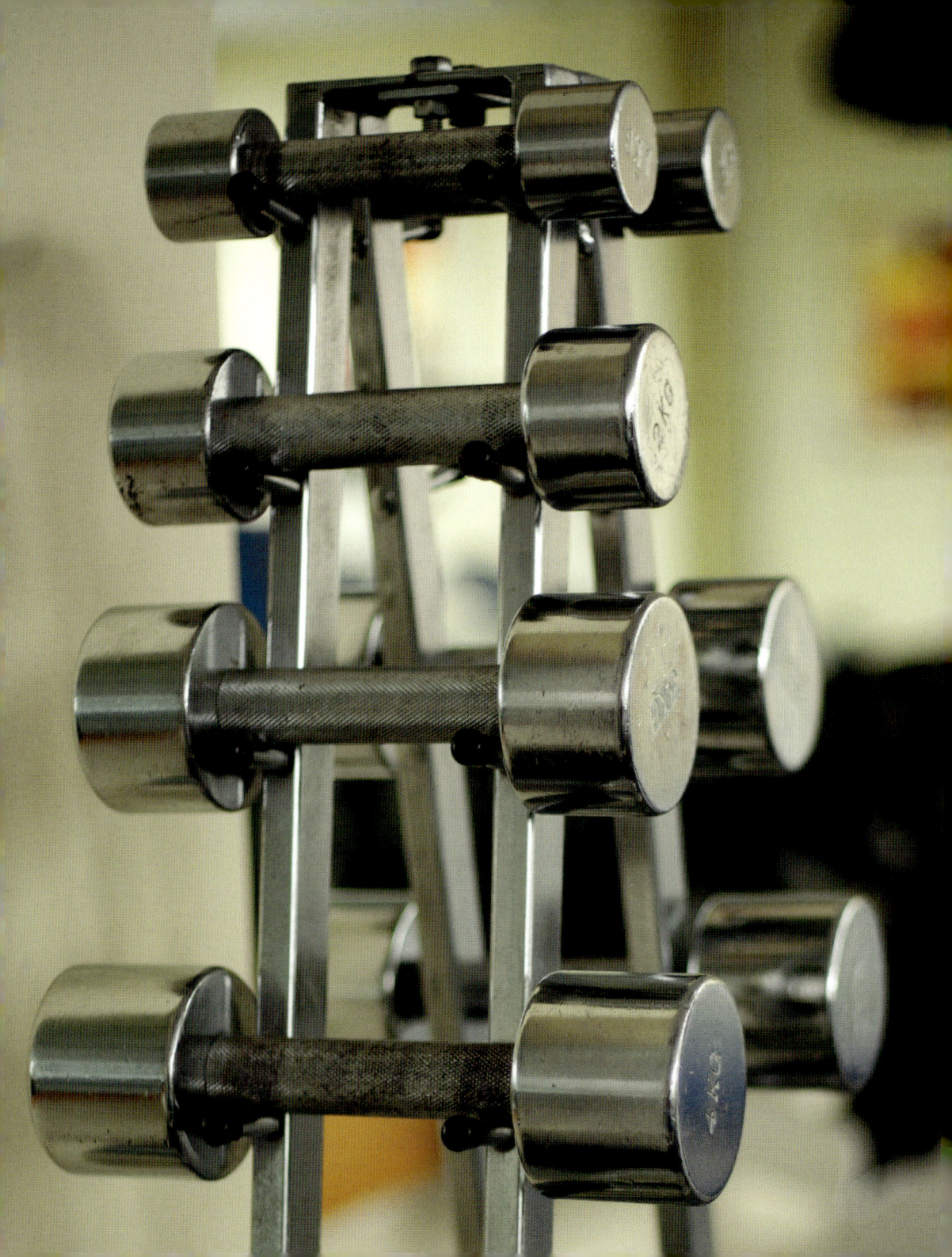

Ganz nach dem Motto: »Turne bis zur Urne!« Lass es nicht so weit kommen, trainiere deine Muskeln regelmäßig und beuge so Kraft- und somit Muskelverlust vor.

> *Es ist niemals zu früh*
> *oder zu spät,*
> *für die Gesundheit*
> *deines Körpers*
> *zu sorgen.*
>
> *Unbekannt*

14.2 MUSKELN BEUGEN DYSBALANCEN VOR UND GLEICHEN MUSKULÄRE DEFIZITE AUS

Wenn du einen Beruf ausübst, der dich einseitig belastet, bei dem du zum Beispiel einer rein sitzenden oder stehenden Tätigkeit nachgehst oder immer wiederkehrende einseitige Handbewegungen ausübst, so ist ein Ausgleich deiner Muskulatur durch Krafttraining von größter Bedeutung.

Nicht selten gibt es Menschen, die ihren Computer-Bildschirm links auf ihrem Schreibtisch stehen haben. Abends auf der Couch drehen sie ihren Kopf ebenfalls leicht nach links, da sich dort ihr Fernseher befindet. Schaffen sie sich keinen muskulären Ausgleich, wundern sie sich irgendwann, weshalb sie beim Rückwärtseinparken nicht mehr über ihre rechte Schulter schauen können.

►**TIPP**

Falls du zu den Menschen gehörst, die eine rein sitzende Tätigkeit ausüben, achte auf einen ergonomischen Arbeitsplatz. Dein Bildschirm sollte nicht seitlich, sondern vor dir auf Augenhöhe stehen. Deinen Stuhl kannst du gelegentlich durch einen Pezziball ersetzen. Benutze im Gegenzug Treppen und bewege dich, wann immer es geht. Führe am Arbeitsplatz, in den Pausen oder auch bei den Toilettengängen Mobilisationsübungen, wie z. B. Schulterrollen, durch und recke und strecke dich regelmäßig.

Auch wenn du einseitig belastende Sportarten, wie Golf, Tennis oder Rennradfahren ausübst, dann solltest du deine Muskeln ganzheitlich trainieren.

Fußballer zum Beispiel entwickeln mit der Zeit automatisch muskulöse Oberschenkel-Vorderseiten. Die Rückseite wird durch das reine Fußballtraining vernachlässigt und sollte konventionell durch Krafttraining »auftrainiert« werden. Geschieht dies nicht, kommt es im Bereich der Kniegelenke zu unterschiedlichen Druck- und Zugverhältnissen, was nicht selten zu Knieproblemen führt.

Heutzutage wissen dies gute Trainer. Deshalb gehört Krafttraining bei allen Leistungssportlern, egal ob Fußball, Tennis, oder Formel-1, fest zum Trainingsprogramm.

Falls du zu einer der beiden genannten Gruppen gehörst oder gar zu beiden (Zwangshaltung im Job/einseitige Belastung beim Sport), dann kann ich dir nur raten, einen muskulären Ausgleich durch Kraft- und Mobilisationstraining zu schaffen. Den positiven Effekt wirst du schnell spüren.

14.3 MENSCHEN HABEN KEINE RÜCKEN-, SONDERN MUSKEL-PROBLEME

Muskeln übernehmen die Stützfunktion deiner Wirbelsäule. Rückenbeschwerden resultieren zu über 90 % aus einer zu schwach entwickelten Rückenmuskulatur. Die Kraft kommt aus der Mitte. Nicht nur Radfahrer, sondern auch Golfer und Boxer trainieren wie viele, viele andere Sportler ihre Rumpfmuskulatur, da aus ihr die Kraft kommt. Und falls du auch ab und an Rückenbeschwerden hast, versuch's doch mal mit speziellem Rumpf- und Längenbeweglichkeitstraining.

14.4 MUSKELN ENTLASTEN DEINE GELENKE

Stabile Muskeln übernehmen nicht nur die Stützfunktion deiner Wirbelsäule, sondern auch die deiner Gelenke und schützen diese vor Überlastung.

14.5 MUSKELN BEUGEN OSTEOPOROSE VOR

Osteoporose ist eine Krankheit, die häufig auch als Knochenschwund bezeichnet wird. Für diesen »Knochenschwund« sind die Osteoklasten verantwortlich. Osteo»k«lasten »k«lauen deinen Knochen ihre Substanz von innen. Die Osteo»b«lasten hingegen »b«auen die Knochensubstanz von außen auf. Durch dieses Phänomen konnten deine Knochen als Baby überhaupt wachsen. Die Osteoblasten ließen deine Knochen von außen größer werden, während die

Osteoklasten sie von innen wieder abbauten. Ab dem 30. Lebensjahr überwiegen die Osteoklasten und klauen deinen Knochen mehr Substanz, als die Osteoblasten aufbauen können. Frauen sind ab ca. dem fünfzigsten Lebensjahr häufiger von Knochenbrüchen aufgrund von Osteoporose betroffen als Männer. Eine Knochendichtemessung beim Arzt kann Aufschluss über den aktuellen Zustand geben. Bei negativem Ergebnis oder als Vorbeugung helfen folgende zwei Dinge.

Zum einen wäre da Kalzium. Die Einnahme von Kalzium lässt die Osteoblasten fleißiger arbeiten. Und zum anderen? Na, was denkst du, wer oder was könnte noch helfen?

Das Krafttraining! Beim Krafttraining trainierst du deine Muskeln. Deine Muskeln wiederum sind an deinen Knochen befestigt. Und beim Training entsteht ein gewisser Druck und Zug an deinen Knochen, der deine Osteoblasten Sonderschichten einlegen lässt. Das Ergebnis kann sich sehen lassen: Deine Knochen werden beziehungsweise bleiben stabiler. Dies kann nur Krafttraining!

Also, lass es erst gar nicht so weit kommen und trainiere deine Muskeln mit Gewichten.

14.6 MUSKELN STRAFFEN DEINE HAUT UND MACHEN EINE KNACKIGE FIGUR

Angenommen, du hättest gerne einen Knackpo. Was denkst du, führt dich zu diesem Ziel: Ein professionell ausgearbeitetes Ausdauertraining oder ein ausgefeiltes Krafttrainingsprogramm? Das Krafttrainingsprogramm. Denn durch gezielte Übungen für die Oberschenkel- und Po-Muskulatur baust du Muskelgewebe auf, welches deine Haut von innen nach außen drückt. Dies erreichst du nur durch ... – Achtung: Krafttraining, Bodybuilding, Muskelaufbautraining! So, jetzt ist es raus ...

»Ich soll Muskelaufbautraining machen?« Ja, genau, du liest richtig. Nur Muskeln können deine Figur straffen. Weder Knochen noch Fett lassen dich knackig aussehen, es sind einzig und allein deine Muskeln!

Also beginne mit Krafttraining und fange an, deine Muskeln zu lieben, denn sie können noch viel mehr, wie das folgende Kapitel beweist.

14.7 MUSKELN SIND DEINE FETT-VERBRENNUNGSMOTOREN

Wie du im Ernährungsteil bereits erfahren hast, gewinnen deine Muskeln ihre Energie durch die Energielieferanten Kohlenhydrate und Fette. Sind keine bzw. nur wenig Kohlenhydrate vorhanden, bedient sich dein Körper der Fette. Lebst du nach dem »grünen Tag« und verzichtest ab 15 Uhr völlig auf Kohlenhydrate, kann dein Körper rund 15 Stunden, also mehr als einen halben Tag, seine Energie aus den Fettreserven gewinnen. Und die Rechnung dabei ist ganz einfach: Muskeln verbrennen Fett – »mehr« Muskeln verbrennen »mehr Fett«!

Und das sogar im Ruhezustand.

Wenn Muskeln also Fettverbrennungsmotoren sind, was spricht denn nun noch dagegen, mehr Fettverbrennungsmotoren zu besitzen?

Gönne dir doch diesen »Luxus« und begrüße deine Muskeln mit einem: »Hallo Muskeln – Tschüss Fett!«

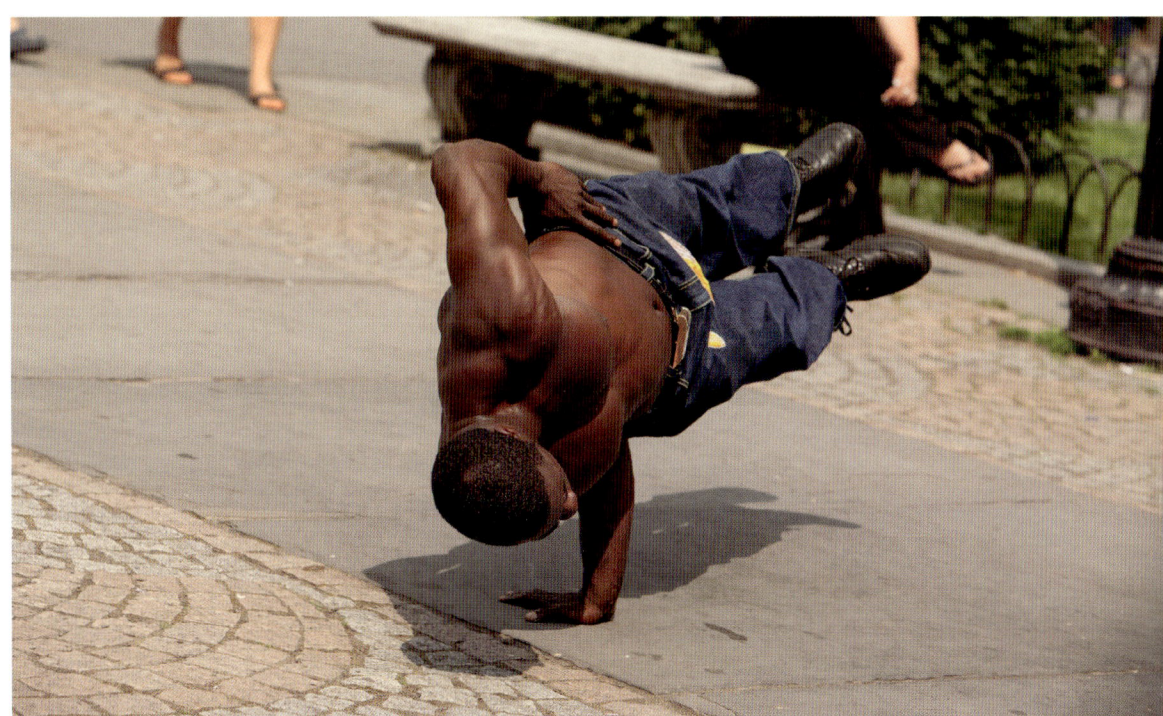

15.
DAS AUSDAUERTRAINING

Ausdauertraining ist, mit der richtigen Intensität betrieben, ebenfalls sehr wichtig für deine Gesundheit.

Folgende Beispielrechnung soll dir dies deutlich machen: Drei Ausdauereinheiten von 30 Minuten in der Woche senken deine Ruheherzfrequenz um fünf Schläge pro Minute. Dies bedeutet, dein Herz schlägt rund 7200-mal weniger am Tag.

Hier die »Nebenwirkungen« moderaten Ausdauertrainings:
- Es wirkt sich positiv auf deinen Fettstoffwechsel aus.
- Es stärkt dein Immunsystem.
- Es senkt dein Stresslevel.
- Es steigert dein mentales Wohlbefinden.
- Es beugt Herz-Kreislauferkrankungen vor usw.

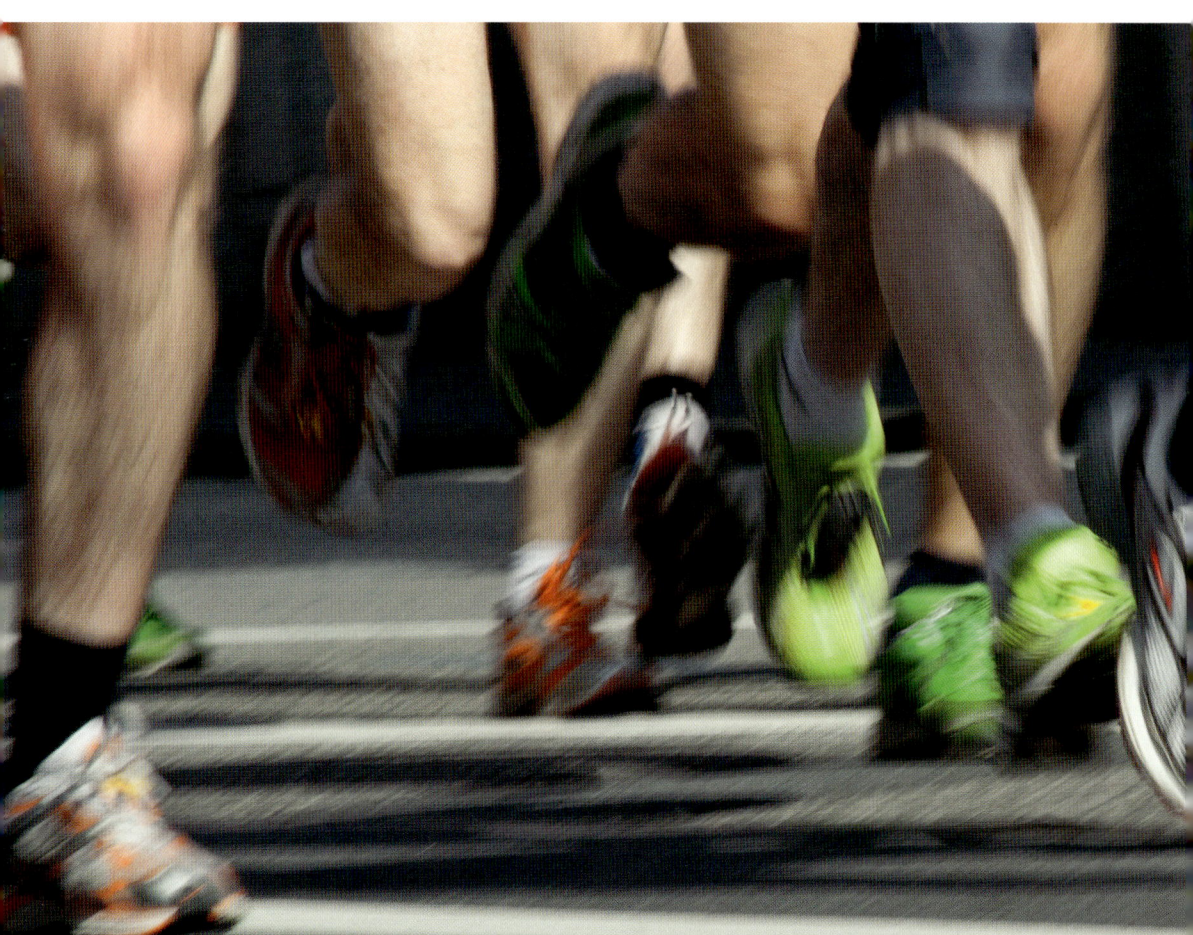

Voraussetzung dafür: Die richtige Intensität. Und genau hier werden die meisten Fehler begangen.

15.1 80 % ALLER BREITENSPORTLER TRAINIEREN ZU INTENSIV

Wie oft beobachtest du Menschen, die völlig außer Atem des Weges daher kommen und möglicherweise bei sommerlichen Temperaturen Wollmütze und lange Trainingskleidung tragen, um ihre Schweißrate zu erhöhen?

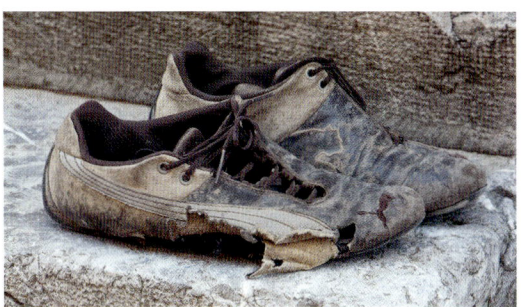

Häufig sind es die Herren der Schöpfung, die es mit der Brechstange versuchen. Oftmals prügeln sie ihren Körper über Distanzen, die sie früher mit links geschafft haben, und dies mit ihren alten Laufschuhen aus eben jenen alten Zeiten.

Die Folgen sind verheerend. Gewichtsabnahme null, das Knie dick und die Motivation am Boden. Aussagen wie: »Früher war ich rank und schlank, bin locker, flockig gelaufen und heute bekomme ich sofort ein dickes Knie!« sind keine Seltenheit. Die Gründe, um mit dem Laufen doch wieder aufzuhören, finden sich schnell und sie sind zahlreich. Dabei ist es Unwissenheit, die solche Vorhaben scheitern lässt.

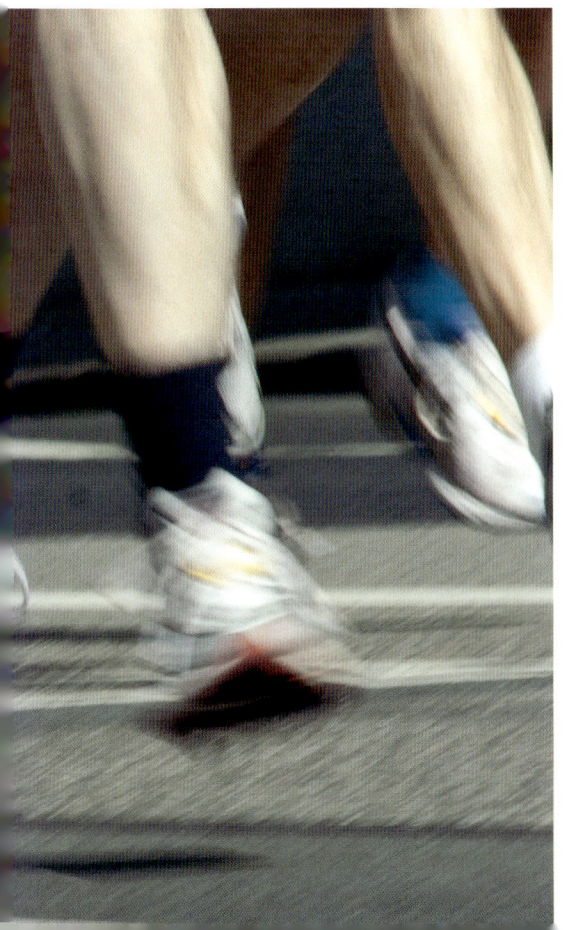

Der Narr scheitert, weil er schwierige Dinge für leicht hält. Der kluge Mann scheitert, weil er leichte Dinge für schwierig hält.

John Churton Collins

Es ist in der Tat so, dass 80 % aller Breitensport-ler zu intensiv trainieren. Ich möchte dir nun aufzeigen, woher dein Körper bei zu intensivem Ausdauertraining seine Energie nimmt.

Die Energiebereitstellung bei intensivem Ausdauertraining

Erinnerst du dich noch an den Beschleunigungsdragster? Seine Aufgabe ist es, möglichst schnell eine kurze Strecke zurückzulegen – wie z. B. ein 100-Meter-Sprinter. Und kennst du noch seine Energiequelle? War es Nitromethan, Super Benzin oder Diesel?

Es war das Nitromethan. Und Nitromethan stand für kurzkettige Kohlenhydrate. Bei intensivem Ausdauertraining nämlich gewinnt dein Körper seine Energie fast ausschließlich aus Kohlenhydraten.

Und dabei wolltest du doch Fett verbrennen. Je höher (schneller) die Belastung, desto höher deine Herzfrequenz. Und dazu musst du noch nicht einmal schnell sein wie ein Dragster, denn je nach Leistungszustand kann deine Herzfrequenz bereits bei lockerem Jogging zu hoch sein, dass dein Training, wie der Volksmund sagt, für »die Katz« ist.

Es gibt eine Schwelle, die in der Wissenschaft die anaerobe Schwelle genannt wird. Erreichst du diese in deinem Training beziehungsweise überschreitest du sie, läuft deine Energiebereitstellung rein über schnelle Kohlenhydrate, also über Zucker. Und dein liebes Fett darfst du behalten.

Sicherlich interessiert dich nun, wo diese Schwelle liegt?

15.2 DIE RICHTIGE INTENSITÄT

Je nach deinem Trainingsziel und der dir zur Verfügung stehenden Finanzen möchte ich dir ein paar Möglichkeiten aufzeigen, um diese anaerobe Schwelle zu »bestimmen«.

Laufen ohne Schnaufen

»Laufen ohne Schnaufen« ist die preisgünstigste, jedoch auch ungenaueste Variante. Es sollte dir möglich sein, beim Laufen ein lockeres Gespräch zu führen, ohne völlig außer Atem zu geraten. Ist dies nicht möglich, solltest du eine Gehpause einlegen oder gänzlich mit Walking beginnen.

> ►**TIPP**
>
> *Nimm dir dreimal in der Woche je 30 Minuten Zeit und beginne dein Training nach dem Prinzip: eine Minute laufen, eine Minute gehen. Dann steigere von Woche zu Woche dein Laufintervall um eine Minute. Laufe in Woche zwei nach dem Prinzip: zwei Minuten laufen, eine Minute gehen. In Woche drei: drei Minuten laufen, eine Minute gehen und so weiter. Nach spätestens 15 Wochen bist du in der Lage, 30 Minuten durchzulaufen, ohne dich zu intensiv zu belasten.*
>
> *Wie es dann weitergeht? Jetzt kannst du damit beginnen, das Volumen, also die Trainingszeit, zu erhöhen. Achte allerdings darauf, dass du diese um maximal 10 % in der Woche steigerst. Bedeutet: Wenn du bisher dreimal 30 Minuten gelaufen bist, solltest du in der folgenden Woche maximal dreimal 33 Minuten laufen.*

Hörst du an dieser Stelle auf, Volumen oder Intensität zu steigern, wird aus Training Bewegung.

15.3 TRAINING ODER BEWEGUNG?

Dein Trainingserfolg ist abhängig von der steigenden Belastung. Fehlt diese, macht dein Körper sich das »Prinzip der Superkompensation« nicht zu Nutze. Weshalb auch? Hier ein Beispiel für Ausdauerverbesserung: Stelle dir bitte vor, du würdest ab morgen als Radkurier in einer Großstadt einen Job annehmen.

Deine täglich zurückgelegte Strecke ist immer gleich, da dein Arbeitgeber mit nur einer Handvoll Unternehmen zusammenarbeitet. Abends bringst du eine Kilometerleistung von rund 40 Kilometern auf deinen Tacho. Tag für Tag, Woche für Woche.

Was denkst du, wie würde es dir in der ersten Woche ergehen?

Sicherlich wärst du abends müde, dein Po würde dir weh tun und auch deine Oberschenkel würdest du spüren.

Und nach zwei, drei Monaten? Wärst du immer noch abends müde? Nein, sicherlich nicht, denn die anfänglich ungewohnte Belastung wäre für dich zur Gewohnheit geworden. Aus Training ist Bewegung geworden.

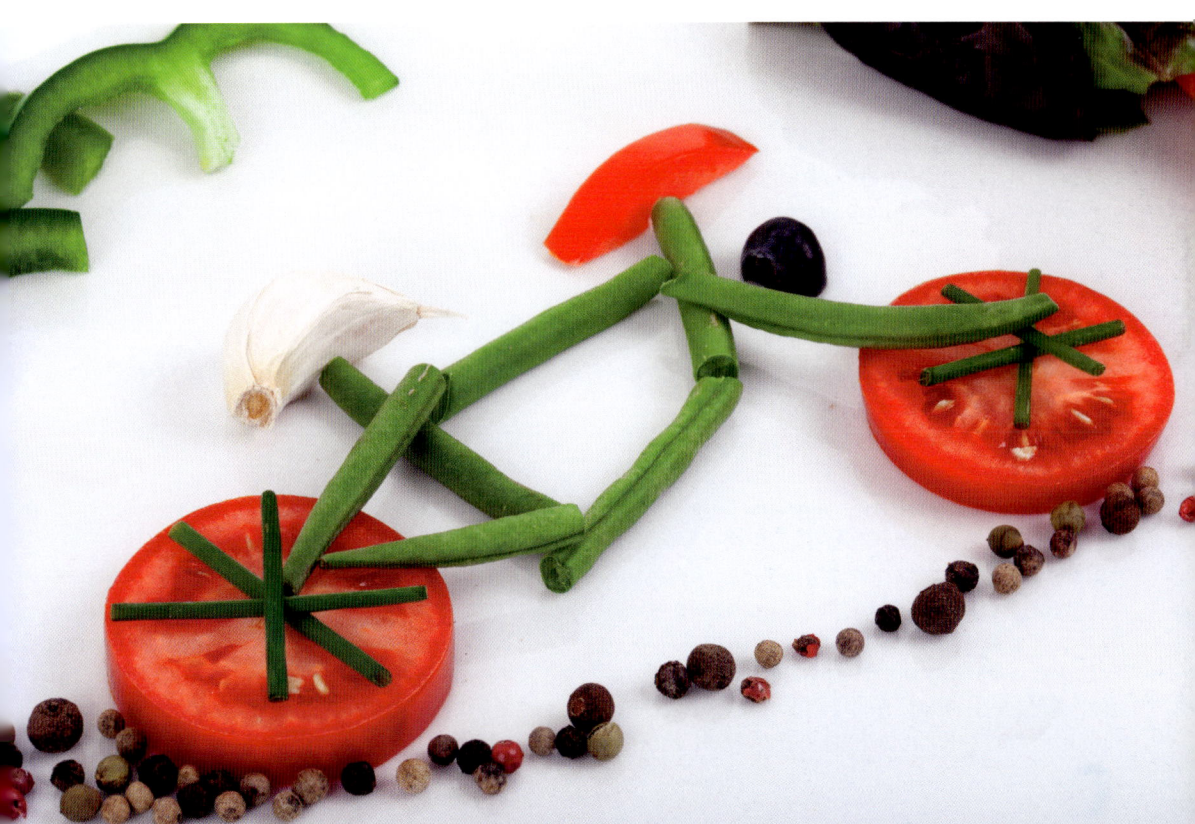

Oft beobachte ich genau dies auch in Fitness-clubs. Menschen sitzen stundenlang auf Liege-fahrrädern und lesen Zeitung, immer und immer wieder. Von Training keine Spur. Sicherlich besser, als faul auf der Couch zu liegen, doch wenn sie ihre Ausdauer verbessern möchten oder ihren Fettstoffwechsel anheizen wollen, dann sollten sie anfangen zu trainieren.

Dies könnte ein Zirkeltraining sein, bestehend aus drei Ausdauergeräten: Laufband, Crosstrainer und Liege- oder Sitzfahrrad. Fünf bis zehn Minuten je Gerät genügen für den Anfang: Beginne mit strammem Gehen oder Laufen, wechsle dann direkt ohne Pause auf den Crosstrainer und zum Schluss Radfahren mit möglichst hoher Trittfrequenz (90 Umdrehungen in der Minute). Siehe dazu auch das Kapitel »Das 8-Minuten-Anti-Stress-Workout« in meinem Buch »Das 8-Minuten-Anti-Stress-Workout«.

Wichtig:
Den Drehzahlmesser am Handgelenk nicht vergessen!

Laufen mit Drehzahlmesser

Eine viel bessere Möglichkeit der Kontrolle deiner idealen Herzfrequenz als »Laufen ohne Schnaufen« bieten sogenannte Herzfrequenz-messgeräte. Einige Geräte verfügen ab einer bestimmten Preiskategorie über eine sogenannte OwnZone-Messung, die deinen persönlichen Trainingsbereich definiert. Diese Messung führst du zu Beginn deines Trainings durch und sie gibt dir für den aktuellen Tag deine persönliche Herzfrequenzschwellen vor. Bist du zu schnell, wirst du durch ein akustisches Signal aufgefordert, langsamer zu laufen. Läufst du zu langsam, ertönt abermals ein Signal, welches

dich auffordert, dein Tempo zu erhöhen. Der Sender, der sich im Brustgurt befindet, sendet an die Uhr (Empfänger) EKG-genau jeden Herzschlag. Du stattest dein Handgelenk, wenn du dir eine solche Uhr zulegst, quasi mit einem Drehzahlmesser aus.

Es gibt auch sehr preisgünstige Geräte auf dem Markt. Ich nenne diese gerne, aufgrund ihrer teils mangelhaften Technik, »Herzfrequenz-Schätzgeräte«. Häufig liegen diesen Uhren Trainingsempfehlungen für die »richtige« Herzfrequenz bei, die auf unseriösen Altersformeln basieren. Jüngste Untersuchungen ergaben, dass solche Formeln auf rund 70 % der Trainierenden nicht zutreffen.

Kein Wunder, denn das wäre ungefähr genauso, als wenn plötzlich alle Schuhhersteller nur noch Damenschuhe in Größe 38,5 produzieren würden, weil die durchschnittliche Damen-Schuh-größe weltweit 38,5 beträgt. Würdest du jetzt noch Schuhe finden? Wohl kaum.

So oder so ähnlich ist dies auch mit deiner Herzfrequenz. Und was ist mit der Möglichkeit der Pulsmessung am Hals?

15.4 DER UNTERSCHIED ZWISCHEN HERZFREQUENZ UND PULS

Gibt es einen Unterschied zwischen Herzfrequenz und Puls?

Ja, den gibt es. Mit Herzfrequenz ist der Herzschlag gemeint, der an deinem Herzen gemessen wird. Der Puls wiederum wird an einer Arterie, zum Beispiel am Hals oder am Handgelenk, gemessen. Diese veraltete Methode ist sehr ungenau, da es häufig vorkommt, dass sich zwei Herzschläge überlagern und als ein Schlag beispielsweise am Handgelenk ankommen. Dies bedeutet, dein Herz hat bereits zweimal geschlagen, an deinem Handgelenk ist jedoch nur ein »Herzschlag« angekommen. Dies ist auch der Grund dafür, dass ein Brustgurt sehr sinnvoll ist.

Laktatdiagnostik

Langsam aber sicher sind wir nun in der Welt des ambitionierten Sportlers angekommen. Läufst du bereits seit Jahren und möchtest nun deinen ersten Marathon oder Halbmarathon laufen? Oder hast du bereits Volksläufe absolviert und möchtest schneller werden?
Wenn du eine dieser Fragen mit »ja« beantworten kannst, dann möchte ich dir die Laktatdiagnostik aus zwei Gründen empfehlen. Erstens kann der Leistungsdiagnostiker dir sagen, wie du in der Vergangenheit trainiert hast und zweitens wie du in Zukunft trainieren sollst. Hast du in der Vergangenheit zu intensiv, also zu wenig im »Grundlagenausdauerbereich« trainiert, so sieht der Leistungsdiagnostiker dies an deiner schnell ansteigenden Laktatkurve im Test. Er kann dir im Anschluss daran genau sagen, in welchen Herzfrequenzbereichen du künftig wie oft und wie lange trainieren solltest.
Die Laktatdiagnostik ist ein Stufentest, der auf einem Laufband oder Radergometer durchgeführt wird. Die Intensität wird stufenweise angehoben und zwischen den einzelnen Belastungsstufen bekommst du ein Tröpfchen Blut am Ohr abgezapft. Dein Blut wird auf die Laktatkonzentration geprüft, während du die nächste Belastungsstufe durchläufst oder fährst. Je intensiver die Belastung, desto mehr Laktat produziert dein Körper.
Doch was ist eigentlich Laktat? Laktat ist ein Abfallprodukt der Energiebereitstellung aus Kohlenhydraten. Es ist das Salz der Milchsäure und wirkt wie eine »Handbremse« mit drei Stufen:

»Stufe 0« = offen
»Stufe 1« = schwergängig
»Stufe 2« = geschlossen

Zu Beginn deines Trainings arbeitet dein Körper noch unter Zufuhr von genügend Sauerstoff und gewinnt seine Energie auch aus seinen Fettdepots, die Handbremse ist auf »Stufe 0« = offen. Diesen Bereich nennt die Wissenschaft übrigens aerobes Training, also Training unter Zufuhr von genügend Sauerstoff. In diesem Herzfrequenzbereich kannst du theoretisch stundenlang Leistung bringen und deine Energie größtenteils aus deinen Fettreserven gewinnen.
Bei steigender Belastung zwingst du deinen Körper mehr und mehr in eine Sauerstoffschuld und deine Handbremse schaltet auf »Stufe 1« = schwergängig. Dies veranlasst deinen Körper, mehr Kohlenhydrate zur Energiebereitstellung anzufordern, und währenddessen steigt die Laktatkonzentration in deinem Blut, was wiederum zur Folge hat, dass deine Fettverbrennung sukzessive eingestellt wird.

Erreichst du die Schwelle, bei der dein Organismus »kippt«, arbeitet dein Körper anaerob. Dies bedeutet, dass er nicht genügend Sauerstoff bekommt, nur noch Kohlenhydrate verstoffwechselt und deine Handbremse schaltet auf »Stufe 2« = geschlossen, was dich zum Stehenbleiben zwingt.

Kleine Randinformation:
Diese Schwelle nennt die Wissenschaft IANS (individuelle anaerobe Schwelle).

Eventuell bist du schon einmal mit deinem Fahrrad einen Berg hinaufgefahren, der so steil war, dass du stehen bleiben musstest. Wie haben sich deine Oberschenkel angefühlt? Haben sie gebrannt? Das Brennen war das Laktat, deine Handbremse. Und deine Atmung? Konntest du dich noch normal unterhalten? Sicherlich nicht. Erinnerst du dich noch an den Fehler, den 80 % aller Breitensportler begehen?

Sie trainieren zu intensiv. Sie trainieren quasi ständig mit angezogener Handbremse. So blockieren sie ihren Fettstoffwechsel und auch ihre Grundlagenausdauer verbessert sich nicht. Darüber hinaus schwächen sie ihr Immunsystem und sind möglicherweise häufig krank.

Da sie keinen Erfolg verzeichnen können, resignieren sie irgendwann und beenden ihre »Laufkarriere«. Sie schieben es zum Beispiel auf das Älterwerden und den langsameren Stoffwechsel im Alter. Letztlich finden sie sich mit ihrem Schicksal ab.

Dabei würde eine Laktatdiagnostik Aufschluss darüber geben, ob sie in der Vergangenheit richtig trainiert haben, und der Leistungsdiagnostiker könnte basierend auf den Ergebnissen eine Trainingsplanung erstellen, die entsprechende Herzfrequenzschwellen vorgibt. Im Training selbst werden diese wiederum mit einem Herzfrequenzmessgerät überwacht.

Die Spiroergometrie

Willkommen in der Königsklasse. Die Spiroergometrie ist vereinfacht gesagt eine Atem-Abgasmessung. Du bekommst während der Diagnostik eine Maske aufgesetzt, die deine Sauerstoff- und Kohlendioxidkonzentration bei jedem Atemzug misst. Aufgrund dieser Werte kann der Leistungsdiagnostiker nun von Stufe zu Stufe feststellen, ob dein Körper noch unter Zufuhr von genügend Sauerstoff arbeitet oder nicht. Ab einer gewissen Intensität atmest du mehr Kohlendioxid aus, als Sauerstoff ein und bist »gekippt«.

Darüber hinaus kann er sehen, ob du eher ein Kohlenhydrat- oder Fettverbrennungstyp bist. Eine spezielle Software zeichnet den Verlauf des Tests auf und der Leistungsdiagnostiker kann so den Bereich ermitteln, in dem du am meisten Fett verbrennst.

In der Regel wird die Spiroergometrie mit der Laktatbestimmung kombiniert, um so die derzeit genauesten Werte der modernen Leistungsdiagnostik zu ermitteln.

15.5 GRUNDLAGENAUSDAUER- UND FETTSTOFFWECHSEL- TRAINING

Um schneller und ausdauernder zu werden, ist es von äußerster Wichtigkeit, eine gute Grundlagenausdauer zu erlangen. Grundlagenausdauertraining wiederum findet bei niedriger Herzfrequenz, also mit »offener Handbremse«, statt.

Die Grundlagenausdauer kannst du mit dem Fundament eines Hauses vergleichen. Je stabiler und größer das Fundament, desto höher kannst du bauen. Und je höher dein Dach, desto schneller kannst du laufen.

Wer hohe Türme bauen will, muss lange beim Fundament verweilen.

Anton Bruckner

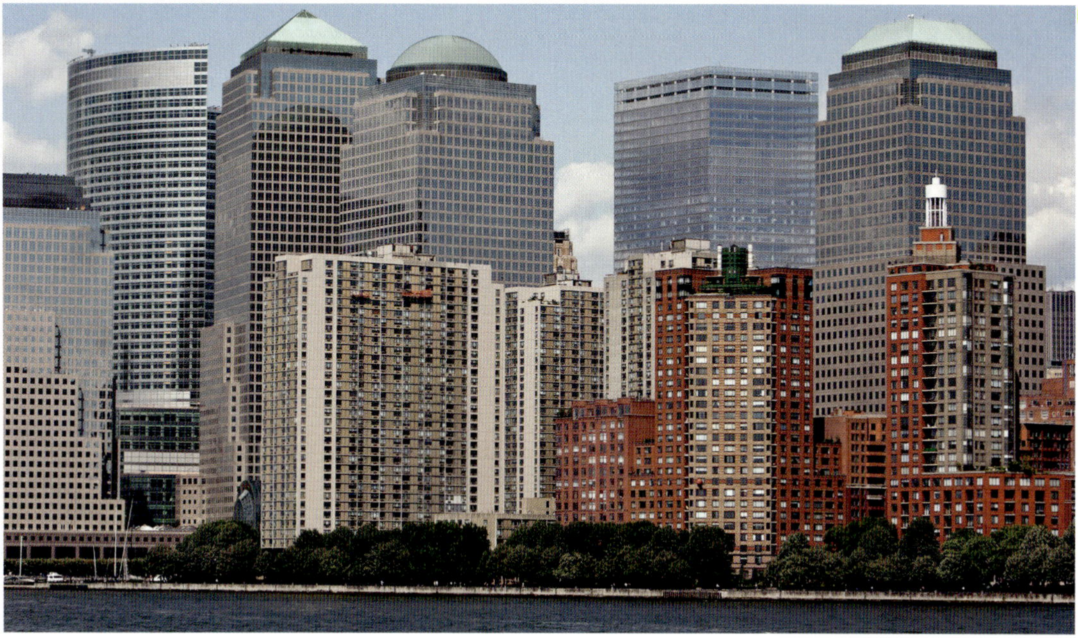

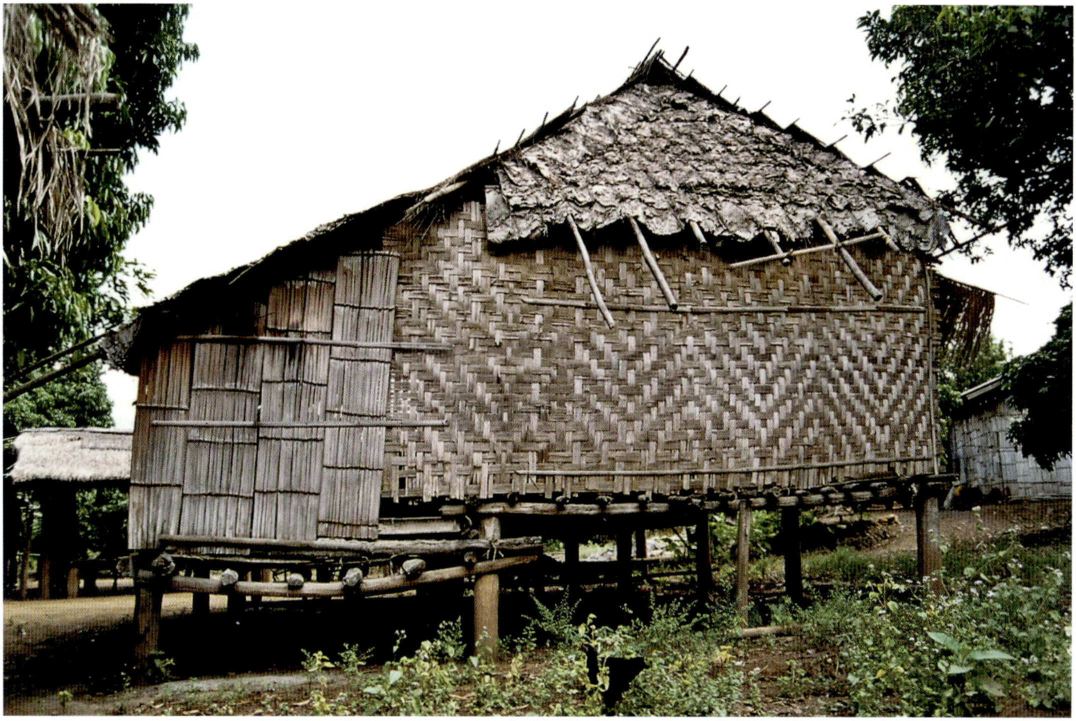

Doch viele Sportler basteln nur am »Flach«-Dach ihres Hauses herum und wundern sich, warum sie nicht schneller werden.

Beim Grundlagenausdauertraining gewinnt dein Körper seine Energie vorwiegend aus Fetten, weshalb es auch gerne als »Fettstoffwechseltraining« bezeichnet wird. Ambitionierte Ausdauersportler wie Triathleten, Marathonläufer und Radfahrer trainieren so ihren Fettstoffwechsel. Allerdings nicht in erster Linie mit dem Ziel, Körperfett zu reduzieren, sondern vielmehr um ihren Körper zu zwingen oder besser gesagt, ihm die Möglichkeit zu geben, zu lernen, seine Energie aus den unerschöpflichen Energievorräten der Fettdepots zu gewinnen.

Übrigens:
80 % deines Ausdauertrainings sollte im Grundlagenbereich stattfinden.

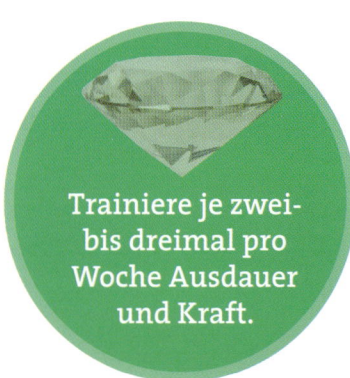

Trainiere je zwei- bis dreimal pro Woche Ausdauer und Kraft.

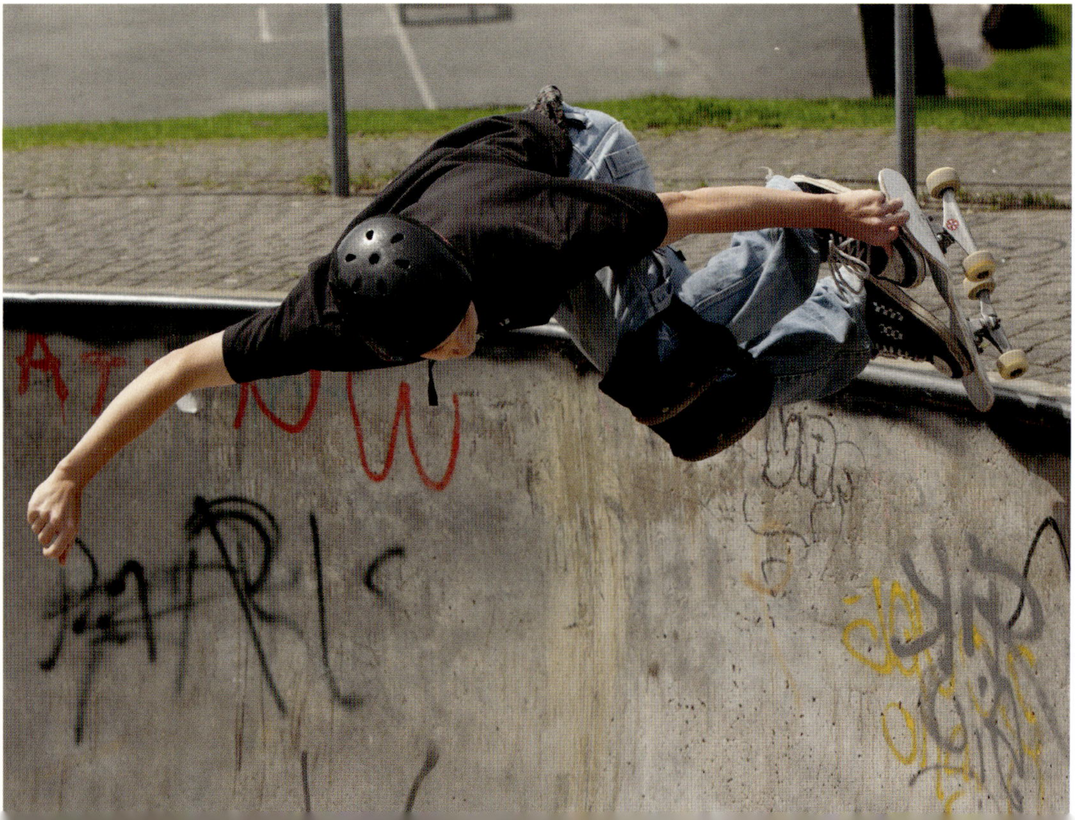

16.
DIE MUSKELFASERTYPEN

Zunächst möchte ich mir mit dir unsere Skelettmuskulatur genauer anschauen. Sie unterteilt sich in zwei verschiedene Fasertypen und zwar die »langsamen« und die »schnellen« Muskelfasern.

16.1 DIE »LANGSAMEN« FASERN

Sie werden als langsam bezeichnet, da sie für Ausdauerbelastungen ausgelegt sind und langsam kontrahieren (ST – Slow Twitch). Sie arbeiten aerob (Handbremse »Stufe 0«), ermüden nur sehr langsam und aufgrund ihres hohen Myoglobin-Gehaltes (roter Muskelfarbstoff) werden sie auch als rote Fasern bezeichnet. Als Gedächtnisstütze habe ich mir gemerkt, dass die langsamen Fasern deswegen rot sind, weil rote Ampeln das Vorankommen hemmen: langsam = rot.
Übrigens ernähren sich die langsamen Fasern vorwiegend von Fetten.

16.2 DIE »SCHNELLEN« FASERN

Die schnellen Fasern sind zuständig für schnelle Kontraktionen (FT – Fast Twitch), wie zum Beispiel Sprints oder Krafttraining mit schweren Gewichten. Sie arbeiten anaerob (Handbremse »Stufe 1–2«), ermüden schneller und verbrauchen mehr Energie, dies übrigens in Form von Kohlenhydraten. Sie werden auch als weiße Fasern bezeichnet.

16.3 AUCH OPTISCH EIN UNTERSCHIED

Die »langsamen« Fasern sind also für Ausdauerbelastungen ausgelegt und ernähren sich vorwiegend von Fett, während die »schnellen« Fasern für Schnellkraftleistungen ausgelegt sind, mehr Energie verbrauchen und sich von Kohlenhydraten ernähren.
So weit so gut.
Die schnelle Faser ist in der Lage, Kohlenhydrate zu speichern, was hinlänglich bekannt ist. Der Vorteil: Die Energie ist sofort da, wo sie gebraucht wird.
Nun wird es spannend: Wenn sich die langsamen Fasern von Fetten ernähren, sind sie dann nicht auch in der Lage, Fett direkt in der Faser zu speichern?
Ja!
Dies bedeutet im Umkehrschluss, dass viel Ausdauertraining das Einlagern von Fett in der Muskulatur begünstigt, während beim Krafttraining lediglich die Kohlenhydratspeicher »trainiert« werden.
Du kannst dies sogar sehen!
Achte bitte bei den nächsten Olympischen Spielen oder einer Leichtathletik-Meisterschaft einmal darauf oder rufe dir entsprechende Bilder ins Gedächtnis. Vergleiche einmal die Körper von Marathonläufern und 100-Meter-Sprintern. Achte bei deinem Vergleich insbesondere auf die Partie der Beine und des Pos. Diese Bereiche beheimaten nämlich die »Antrieb-Muskelgruppen«, die verantwortlich dafür sind, dass die Laufbewegung überhaupt stattfinden kann. Somit werden diese Muskelfasern ständig trai-

niert. Fällt dir etwas auf? Welche Körper sehen knackiger und fester aus?

Die der Ausdauersportler oder die der Schnellkraftsportler?

Findest du nicht auch, dass die Sprinter und Sprinterinnen hier ganz klar die Nase vorn haben?

Ich schon! Ein weiterer Grund für mich, dir Krafttraining zu empfehlen.

Doch wo? In der »Muckibude«? Oder zu Hause mit einem Personal Trainer?

Es gibt 1000
Krankheiten,
aber nur
eine Gesundheit.

Arthur Schopenhauer

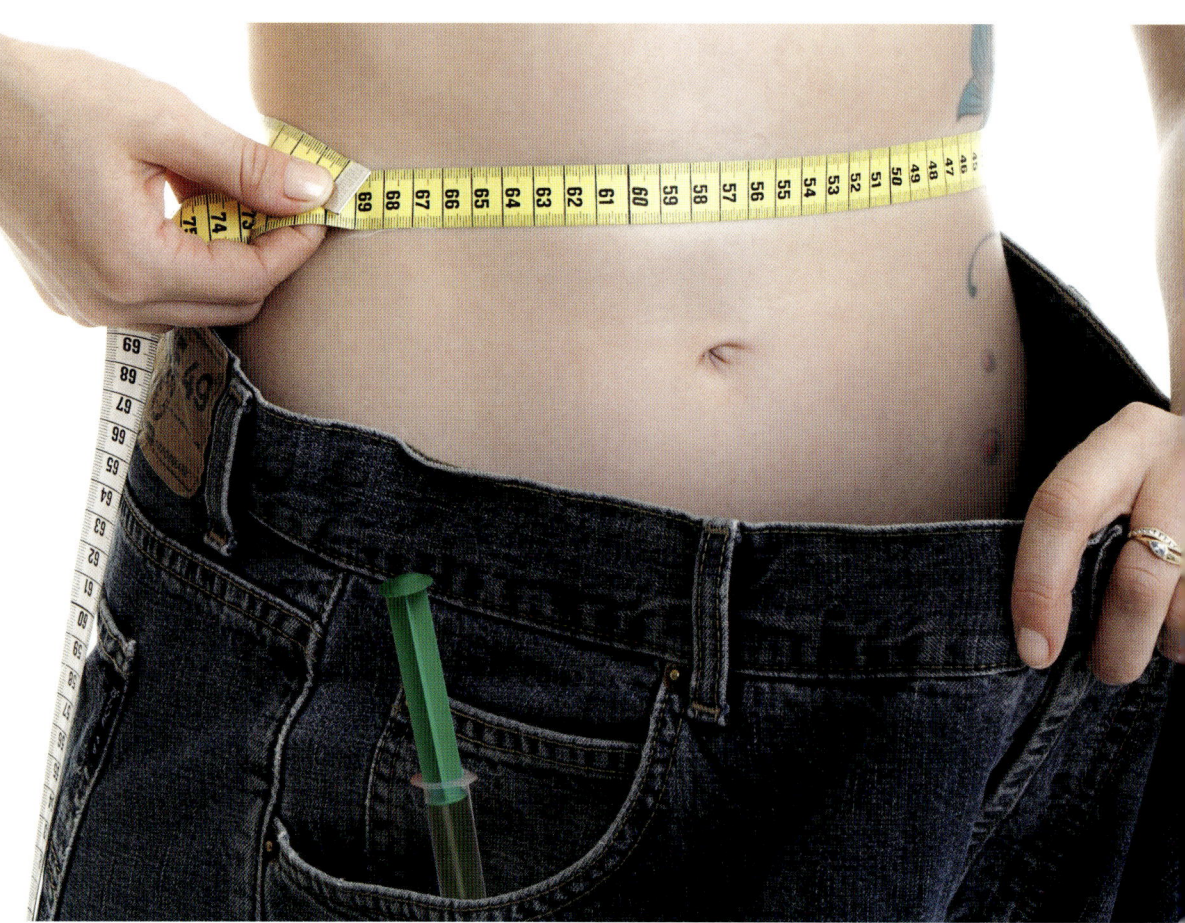

17.
MUCKIBUDE ODER FITNESSCLUB?

Ich möchte dir ein paar Tipps geben, woran du einen guten Fitnessclub erkennst. Denn der Fitnessmarkt ist inzwischen weitaus besser als sein Ruf. Der Altersdurchschnitt steigt und steigt, denn auch die sogenannten Best Ager haben erkannt, dass ihnen Training gut tut.
Jedoch teilt sich der Markt auf in Discount und Premium. Dabei stellt sich häufig die Frage: Muckibude oder Fitnessclub?

> *Wer mit Peanuts*
> *bezahlt, wird von*
> *Affen bedient.*
>
> Unbekannt

Professionell geführte Fitnessclubs verfügen über einen umfassenden Eingangscheck, bei dem der Trainer mit dir Ziele definiert und deine körperlichen Voraussetzungen mit einbezieht. Er führt einen Krafttest mit dir durch, um muskuläre Dysbalancen aufzudecken. In diesem Zusammenhang nochmal die Definition von Training: »Training ist die Verbesserung der Leistungsfähigkeit in einem geplanten Prozess unter Berücksichtigung biologischer Regeln.«
Und genau dies tut ein guter Trainer. Ist dein Trainer ein Trainer oder nur ein »Geräte-Erklärer«?
Er erstellt dir einen Trainingsplan nach deinen Bedürfnissen und Zielen unter Berücksichtigung deiner körperlichen Voraussetzungen. Und er überprüft regelmäßig, spätestens alle

zwölf Wochen, deine Zwischenziele mittels erneuten Kraftmessungen und Körperanalysen. Die Körperanalysen ermitteln deinen Körperwasserhaushalt, deinen Körperfettanteil in Kilogramm und Prozent sowie deinen Muskelanteil. So kannst du effektiv erkennen, ob sich dein gewünschter Trainingserfolg einstellt.
Subjektiv wirst du sehr schnell eine Veränderung feststellen, doch aus der Praxis weiß ich, dass es wichtig ist, diese Parameter von Zeit zu Zeit zu überprüfen. Denn Gewicht ist nämlich nicht gleich Gewicht, auf die Zusammensetzung kommt es an. Neben der Gewichtsveränderung kannst du auch anhand der Passform deiner Kleidung eine Veränderung deines Körpers beobachten. Eventuell passt dir plötzlich eine Hose wieder, obwohl sich das Gewicht auf der Waage nicht verändert hat. Die Tarife bewegen sich von 15 Euro bis über 100 Euro im Monat. »Fitnessclubs«, die monatlich weniger als 20 Euro verlangen, liegt ein Discount-Konzept zu Grunde. In der Regel lässt hier die individuelle Betreuung zu wünschen übrig.
Je nach Laufzeit der Mitgliedschaft solltest du mit Tarifen ab 50 Euro im Monat kalkulieren. Oftmals hast du dann sogar die Möglichkeit, Gruppenkurse sowie Sauna und Wellness zu nutzen.
Apropos Laufzeit: Angenommen, du erreichst nach einem Jahr dein Trainingsziel, was denkst du passiert, wenn du aufhörst zu trainieren? Wo denkst du, bist du ein weiteres Jahr später? Höchstwahrscheinlich wieder da, wo du angefangen hast.
Also, wenn du Geld sparen möchtest, wähle die längst mögliche Laufzeit im Fitnessclub und

bleib am Ball. Kontinuität heißt hier das Zauberwort.
Ein großer Vorteil des Fitnessclubs ist:
Du kannst trainieren, wann du willst!
Ein großer Nachteil des Fitnessclubs ist:
Du kannst trainieren, wann du willst!

Verstanden? Plane die Trainingstage fest in deinen Kalender ein, denn sonst siegt unter Umständen dein Schweinehund.
Anders ist dies beim Personal Trainer, steht er erst einmal an der Haustüre, gibt es kein zurück.
Dann musst du ran!

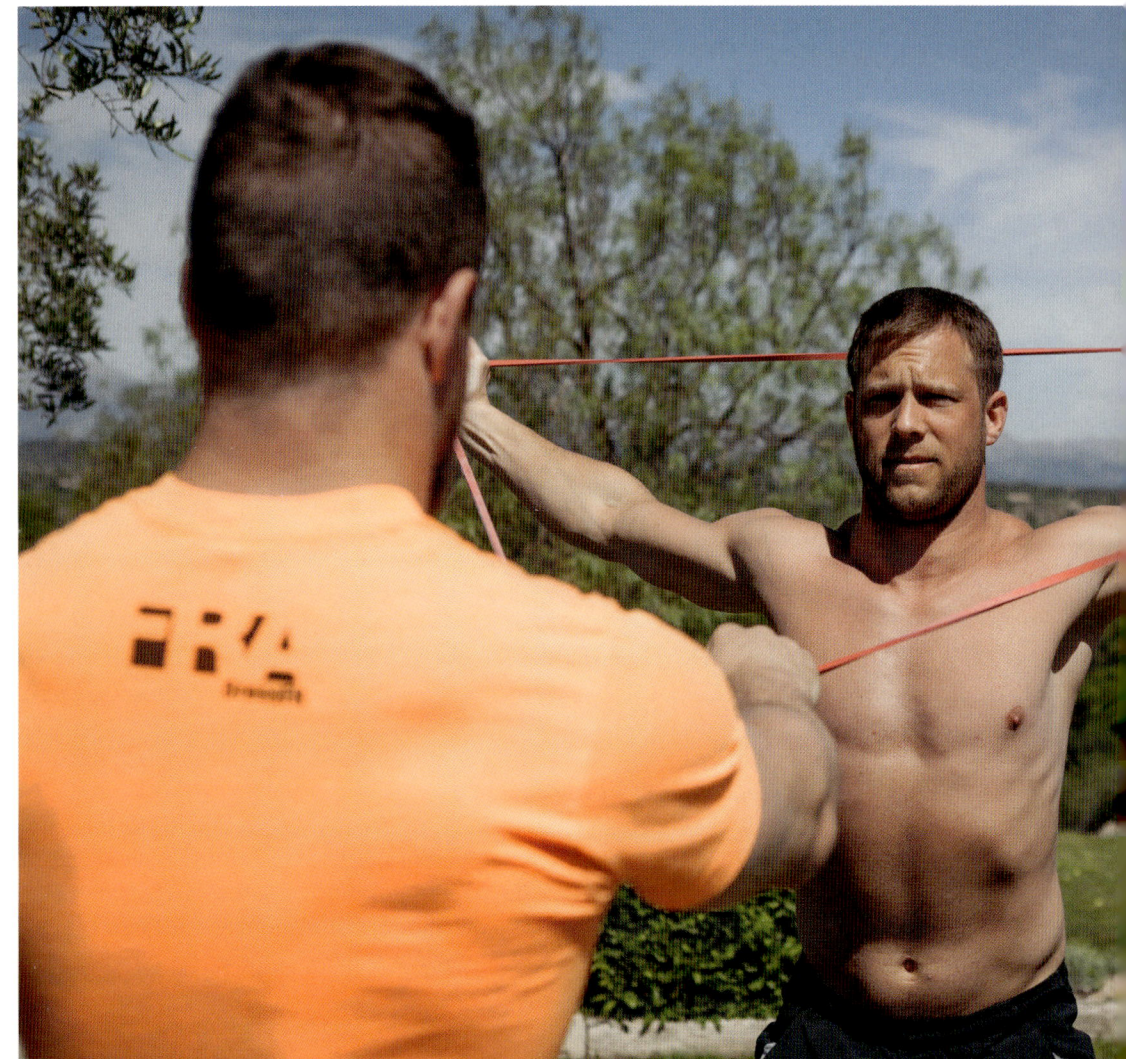

18.
PERSONAL TRAINER

Ein guter Personal Trainer verfügt in der Regel über ein Spezialisten-Netzwerk, bestehend aus Laufstil-analysten, Leistungsdiagnostikern, Orthopäden, Radiologen, Physiotherapeuten bis hin zu Herzspezialisten. Und diese Zusammenarbeit wiederum garantiert seinen Klienten ein Höchstmaß an Betreuungsqualität. Du erreichst so schneller deine Ziele.

Hinzu kommen entsprechende Referenzen und Qualifikationen. Höre dich doch einfach einmal in deinem Bekanntenkreis um, suche im Internet und schaue dir verschiedene Homepages von Personal Trainern an.

Doch Referenz hin und Qualifikation her, vereinbare ein unverbindliches Beratungsgespräch, bei dem du zu allererst feststellen solltest, ob die Chemie stimmt. Die Preise starten hier bei 50 Euro für eine Trainingseinheit und sind auf der Skala nach oben offen. Der bekannteste US-Personal Trainer David Kirsch kümmert sich um die Prominenz aus Hollywood und ist für schlappe 250 Dollar pro Trainingseinheit buchbar. Doch es muss ja nicht gleich ein Promi-Trainer sein!

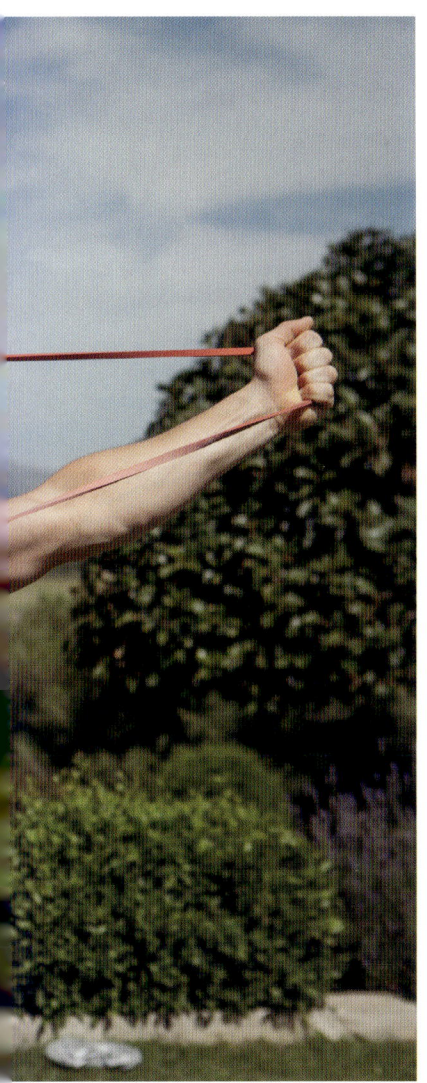

*Gesundheit
ist nicht alles,
aber ohne Gesundheit
ist alles nichts.*
                              Arthur Schopenhauer

Im Folgenden findest du nun alle 8 Diamanten nebst »Kurzerklärung«. So hast du jederzeit die Möglichkeit, dein Buch zur Hand zu nehmen, um dir schnell den Sinn eines jeden einzelnen Diamanten wieder in Erinnerung zu rufen.

19.
DIE 8 DIAMANTEN

Um dich täglich an die »8 Diamanten« zu erinnern, liegen diese deinem Buch in Form von Aufklebern bei. Gute Orte, um diese in deinem Alltag anzubringen, sind beispielsweise: Auto, Briefkasten, Telefon, Computerbildschirm, Kühl- oder Küchenschrank, Dunstabzugshaube, Fernbedienung, Wohnungstüren, Kleiderschrank, Spiegel, Terminplaner, Trainingsplan, Zahnputzbecher u. v. a.

Deiner Kreativität sind keine Grenzen gesetzt!

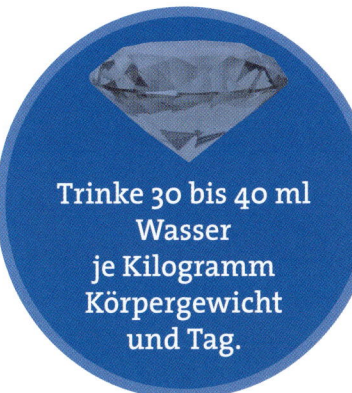

Trinke 30 bis 40 ml
Wasser
je Kilogramm
Körpergewicht
und Tag.

Zur Erinnerung:
Bekommt deine Niere nicht genügend Wasser, kann sie ihren Job nicht machen und die Leber hilft ihr beim Entgiften deines Körpers. Eine der Hauptaufgaben der Leber ist dein Fettstoffwechsel, der dann auf der Strecke bleibt.

➡ **TIPP 1**

Bringe den Aufkleber für den Wasser-Diamanten zum Beispiel auf deinem Zahnputzbecher an, um dich direkt am frühen Morgen daran zu erinnern.

➡ **TIPP 2**

Stelle dir bereits am Morgen die Wasserration für den ganzen Tag bereit beziehungsweise errechne dir den Bedarf für deinen Arbeitstag und achte darauf, dass du deine »Ration« bis zum Feierabend getrunken hast.

➡ **TIPP 3**

Falls du einen elektronischen Kalender benutzt, lege dir einfach tägliche Erinnerungen für die Flüssigkeitsaufnahme, beispielsweise alle zwei bis drei Stunden, an.

➡ **TIPP 4**

Verknüpfe den Toilettengang mit Flüssigkeitsaufnahme. Denn der Wasserverlust will direkt wieder ausgeglichen werden.

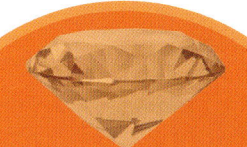

Vermeide die Aufnahme von schlechten Kohlenhydraten und bösen Fetten und finde heraus, ob du besser mit drei oder fünf bis sechs Mahlzeiten zurechtkommst.

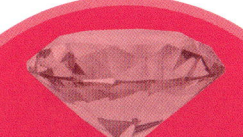

Die letzten ein bis zwei Mahlzeiten des Tages sollten keine Kohlenhydrate, dafür hochwertiges Eiweiß enthalten.

Warum?

Ganz einfach. So passt du dein Ernährungsverhalten deinen Gewohnheiten an. Nicht umgekehrt. Dies hat größere Chancen auf Erfolg. Und durch das Weglassen von schlechten Kohlenhydraten und bösen Fetten tust du nicht nur deiner Gesundheit einen riesigen Gefallen, sondern wirst auch fabelhaft fit & schlank.

Warum?

So erreichst du, dass dein Körper rund 15 Stunden kein Insulin produzieren muss, denn Kohlenhydrate lassen deinen Insulinspiegel steigen. Und das Masthormon Insulin übernimmt die Funktion eines »Schließers« in deinem Körper und sperrt alle Fettzellen ein. Ein Fettabbau ist nicht möglich.

Versorgst du deinen Körper hingegen mit hochwertigem Eiweiß, lieferst du ihm quasi alle Baumaterialien, die er für die Herstellung von fettabbauenden Enzymen sowie Hormonen in der Nacht benötigt.

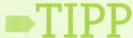

►TIPP

Falls du ein Tagebuch über deine Kalorienzufuhr führen möchtest, empfehle ich dir folgende Homepage: www.fddb.de. Dieser Dienstleister bietet sogar eine App für dein Smartphone.

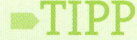

►TIPP

Hochwertige Eiweißquellen enthalten die essentielle Aminosäure L-Tryptophan. L-Tryptophan ist einer der »acht Spezialisten« und gilt als Vorstufe der Herstellung des Glückshormons Serotonin. Darüber hinaus macht L-Tryptophan nicht nur glücklich, sondern lässt dich auch gut schlafen.

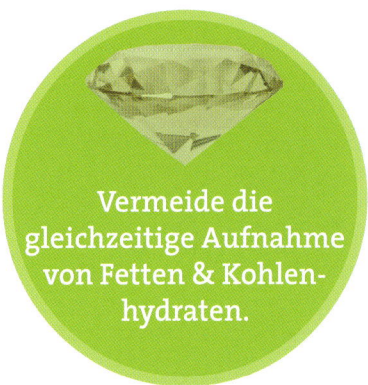

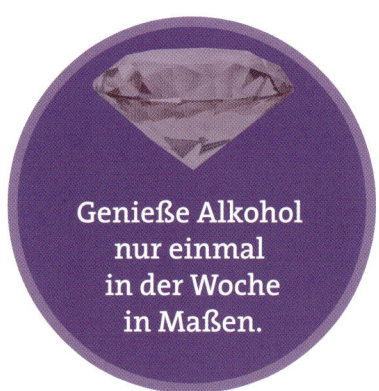

Warum?

Fette und Kohlenhydrate sind beides Energielieferanten, wobei Kohlenhydrate von deinem Körper schneller aufgenommen werden können. Das Fett wandert, bei gleichzeitigem Verzehr, auf dem direkten Weg in die Depots.

Warum?

Alkohol stellt für deinen Körper das größte Zellgift dar, welches es vorrangig abzubauen gilt. Währenddessen bleiben sämtliche Stoffwechselprozesse, wie auch die Fettverbrennung, auf der Strecke. Nicht nur die Schlafqualität, sondern auch die Regenerationsfähigkeit leidet.

▶TIPP

Wenn du fettreiche Nahrungsmittel essen möchtest, lege deren Verzehr auf die Abendstunden und lasse die Kohlenhydrate weg. So zwingst du deinen Körper, sich der Fette zu bedienen. Dies soll allerdings kein Freibrief für fettreiche Speisen sein. Denke immer daran: Fett liefert mehr als doppelt so viel Energie wie Kohlenhydrate und letztlich muss die Gesamtbilanz stimmen.

*Da es förderlich
für die Gesundheit ist,
habe ich beschlossen,
glücklich zu sein!*

Voltaire

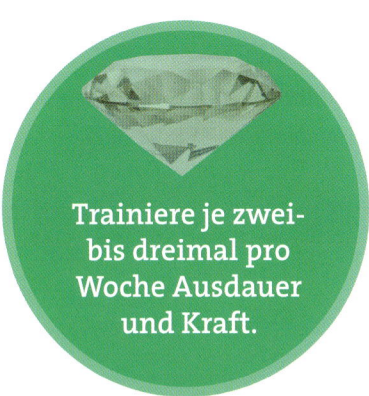

Trainiere je zwei-
bis dreimal pro
Woche Ausdauer
und Kraft.

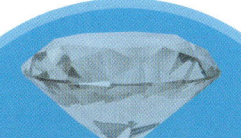

Gönne deinem Körper pro
Stunde Sport bzw. körperlicher Belastung im Beruf
10 bis 15 ml Flüssigkeit
je Kilogramm
Körpergewicht
zusätzlich.

Warum?

Ausdauertraining stärkt hervorragend dein Herz-Kreislaufsystem und ist gut für deine Immunabwehr.

Krafttraining strafft und stärkt deine Muskeln. Und deine Muskeln sind deine Freunde, sie verbrennen Fett (sogar in Ruhe), geben dir Kraft und Vitalität bis ins hohe Alter.

Je nach Leistungslevel, Zeit, Lust und Laune kannst du beides an einem Tag trainieren oder auch im täglichen Wechsel. Einen Tag Kraft, gefolgt von einem Tag Ausdauer und so weiter. Übrigens: Regelmäßiges Training erhöht deine Motivation, dich an den »grünen Tag« zu halten.

Warum?

Durch körperliche Belastung sowie hohe Temperaturen steigt deine Schweißrate um ein Vielfaches und die Grundversorgung von 30–40 ml je Kilogramm Körpergewicht und Tag reicht nicht mehr aus.

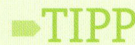**TIPP**

Trinke kleine Portionen vor während und nach dem Sport, ca. alle 10 bis 15 Minuten.

TIPP

Wenn du dir vornimmst, dreimal in der Woche zu trainieren, dann trage dir einen vierten Termin als »Nachholtermin« ein. Beispiel: Feste Tage sind Montag, Mittwoch und Freitag. Nachholtag ist der Samstag. Klappt einer der Wochentage nicht, darfst du samstags ran. Schaffst du alle Wochentage, hast du Samstag frei.

*Wir können
den Wind
nicht ändern,
aber die Segel
anders setzen.*

Aristoteles

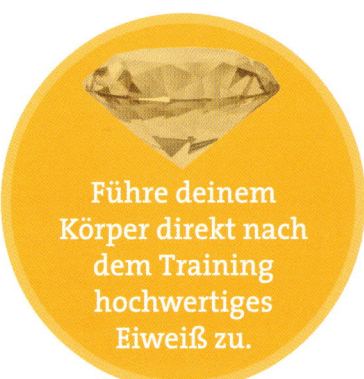

Führe deinem
Körper direkt nach
dem Training
hochwertiges
Eiweiß zu.

20.
DOWNLOADS

Folgende kostenlose Downloads sollen dich beim Erreichen deines persönlichen Ziels unterstützen und täglich motivieren, dein Vorhaben nicht aus den Augen zu verlieren:

- Die 8 Diamanten
- Der grüne Tag
- Dein Motivationskalender

Warum?

So schlägst du gleich zwei Mücken mit einer Klappe. Erstens versorgst du deinen Körper sofort mit den nötigen Bausteinen, die er braucht, um sich zu regenerieren, und zweitens wirst du deine nächste Mahlzeit später aufnehmen, da Eiweiß der Nährstoff ist, der am meisten sättigt. So bleibst du länger in der »Nachverbrennung«.

Einfach auf meiner Homepage **www.boris-schwarz.de** downloaden und zum Beispiel an deinem Kühlschrank, deiner Pinnwand oder irgendwo im Büro anbringen, sodass du täglich an deine Vorsätze erinnert wirst.

▶TIPP

Falls du Outdoor- oder Vereinssportler bist, nimm zum Beispiel Magerquark oder einen vorbereiteten Eiweißshake mit ins Training, um deinem Körper gleich im Anschluss Eiweiß zuzuführen. Für den Eiweißshake gibt es spezielle Shaker, die du gut mitnehmen kannst. Trainierst du in einem Fitnessclub, hast du es einfacher – du kannst noch an Ort und Stelle deinen Körper mit hochwertigem Eiweiß versorgen.

*Dein Körper
ist dein wahres
Zuhause,
nicht das Haus
oder die Wohnung,
in der du nur wohnst.*

Boris Schwarz

21.
NACHWORT UND HANDLUNGS-AUFFORDERUNG

Herzlichen Glückwunsch, du bist fast am Ende meines Buches angekommen und gehörst damit zu den Menschen, die wirklich daran interessiert sind, mehr darüber zu erfahren, wie ihr Körper funktioniert.

Ich hoffe, ich konnte dir mit meinem Buch bewusst machen, wie wichtig Ernährung und Training beim Abnehmen sind.

Seit Jahren werde ich immer und immer wieder gefragt, was wichtiger beim Abnehmen sei, die bewusste Ernährung oder das richtige Training. Und wie ich es gewichten würde: 50 % Ernährung : 50 % Training? Oder 70 : 30? Oder sogar 80 : 20? Was denkst du?

Ich kann und möchte diese Frage nicht beantworten, doch folgendes Beispiel soll dir dabei helfen, deine eigene Antwort zu finden.

21.1 DIE DRILLINGE

Angenommen, du wärst der Drittgeborene von Drillingsgeschwistern. Ihr seid Mitte oder Ende 30, alle übergewichtig und übt den gleichen Beruf aus. Ihr habt identische Körperparameter, wie Größe und Gewicht, macht auch sonst alles gemeinsam und habt nun beschlossen, ein gemeinsames Projekt anzugehen: »Abnehmen«.

Projekt: Abnehmen

Das erste Mal in eurem Leben laufen eure Meinungen über die Zielerreichung auseinander und jeder entwickelt seine eigene Strategie:

Drilling Nummer eins hält sich an den Diamanten »Training: je zwei- bis dreimal pro Woche Kraft und Ausdauer« und trainiert vier- bis sechsmal in der Woche wie ein Weltmeister, stellt allerdings seine Ernährungsgewohnheiten nicht auch nur einen Millimeter um.

Drilling Nummer zwei befolgt die Diamanten »Wasser ist dein Lebenselexier«, »Kleine Mahlzeiten über den Tag verteilt«, »Abends keine Kohlenhydrate«, »Fette & Kohlenhydrate nicht gleichzeitig« und »Alkohol nur in Maßen« als seien diese die fünf Weltgesetze. Kurzum reiht er einen grünen Tag an den anderen. Training hingegen hält er für absolut überbewertet und trainiert konsequenterweise nicht.

Du, Drilling Nummer drei, hältst dich sechs Tage pro Woche zu 100 % an alle 8 Diamanten und am siebten Tag lässt du es dir an deinem Motivationstag richtig gut gehen.

Was denkst du, wer von euch dreien wird den größten Erfolg haben? Du, Drilling Nummer drei?

Selbstverständlich!

Doch wie sieht das Ranking nach dir aus? Welcher Drilling wird Platz zwei belegen? Nummer eins, der Trainingsweltmeister, oder Nummer zwei, der Ernährungspapst?

Es ist Nummer zwei, der Ernährungspapst.

Folgende zwei Beispiele sollen verdeutlichen, weshalb dies so ist: Drilling Nummer eins trainiert im Schnitt sechs Stunden in der Woche, isst jedoch mindestens 35-mal und da er mit einer Mahlzeit mehr Kalorien zu sich nimmt, als er im Training verbraucht, wird er nicht so viel

Erfolg haben wie Drilling Nummer zwei. Dies ist einfache Mathematik: Die Woche hat 168 Stunden, bei sechs Stunden Training in der Woche bleiben immer noch 162 Stunden, um Fehler zu machen ... – stimmt's?

Oder anders gerechnet: Du hast 15 Minuten Zeit, so viele Kilokalorien zu dir zu nehmen wie möglich. Was denkst du, wie viele wirst du schaffen? 1000, 1500 oder sogar 2000?

Auf jeden Fall eine ganze Menge.

Und nun hast du 15 Minuten Zeit, so viele Kilokalorien zu verbrauchen wie nur möglich. Was denkst du, wie viele wirst du schaffen? 200, 300 oder sogar 400?

Na, hat es Klick gemacht? Auf jeden Fall deutlich weniger.

Fazit:

Abnehmen ist auch ohne Training möglich.
Doch was ist mit deiner Gesundheit? Ist sie nicht viel wichtiger?

Mal angenommen, das Ziel von euch Drillingsgeschwistern wäre nicht »Abnehmen«, sondern »Gesundheit bis ins hohe Alter« gewesen. Schauen wir uns doch unter diesem Gesichtspunkt das Ganze noch einmal an.

> *Gesundheit kauft man*
> *nicht im Handel,*
> *denn sie liegt*
> *im Lebenswandel.*
>
> *Karl Kötschau*

Projekt: Gesundheit bis ins hohe Alter

Alle Drillinge verhalten sich wie im Beispiel zuvor. Was denkst du, wer wird nun Platz eins belegen? Wiederum du?

Jawohl, mit Sicherheit sogar!

Und wer belegt Platz zwei? Drilling Nummer eins, der wie ein Verrückter trainiert? Sicherlich wird er weniger Rücken- und Gelenkbeschwerden haben als Drilling Nummer zwei, und möglicherweise wäre auch sein Herz-Kreislaufsystem besser in Schuss? Doch wie sieht es mit den »schlechten« Kohlenhydraten und »bösen« Fetten aus? Haben diese seinem Körper all die Jahre über geschadet und Spuren hinterlassen?

Oder ist es Drilling Nummer zwei, der Platz zwei belegt? Sicherlich leidet er nicht an Übergewicht, Bluthochdruck oder Arterienverkalkung, da er sich immer an den »grünen Tag« gehalten hat. Doch schafft er es noch, ohne fremde Hilfe Treppen zu steigen? Wie intakt sind seine Gelenke und Bandscheiben im Alter?

Ich weiß es nicht – alles Spekulation.

Doch eines ist klar: Du wärst sicher der Gesündeste der Drillinge!

Nun wird auch deutlich, weshalb ich die Frage nach der Gewichtung von Ernährung und Training nicht beantworten möchte.

Für mich gibt es nur einen Weg, denn nur die Kombination von bewusster Ernährung und regelmäßigem Ausdauer- und Krafttraining lassen dich gesund altern und gut aussehen.

Apropos aussehen: Gutes Aussehen ist lediglich ein Nebenprodukt meiner »8-Diamanten-Strategie«, denn in erster Linie sollst du schlank, fit, gesund und vital bleiben, dich in deinem Körper wohlfühlen und glücklich sein!

Erinnerst du dich noch an das Rennpferd zu Beginn des Buches?
Sei Rennpferd und Besitzer in einer Person und starte gleich heute noch mit den Vorbereitungen für dein neues Leben.

Ich wünsche dir dafür viel Erfolg und Durchhaltevermögen!

Und wenn du möchtest, lasse mich an deinen künftigen Erfolgen teilhaben. Schicke mir einfach eine eMail an: **info@boris-schwarz.de** mit deiner persönlichen Erfolgsstory und wenn du noch Vorher-Nachher-Bilder hinzufügen möchtest, umso besser.

Abschließend noch einmal alles Gute bei deinem Vorhaben, jede Menge Erfolg, Gesundheit und ein glückliches Leben!

Mit schlanken & fitten Grüßen, dein
Boris Schwarz

*Das Glück besteht
nicht darin,
dass du tun kannst,
was du willst,
sondern darin,
dass du immer willst,
was du tust.*

Lew Nikolajewitsch Graf Tolstoi

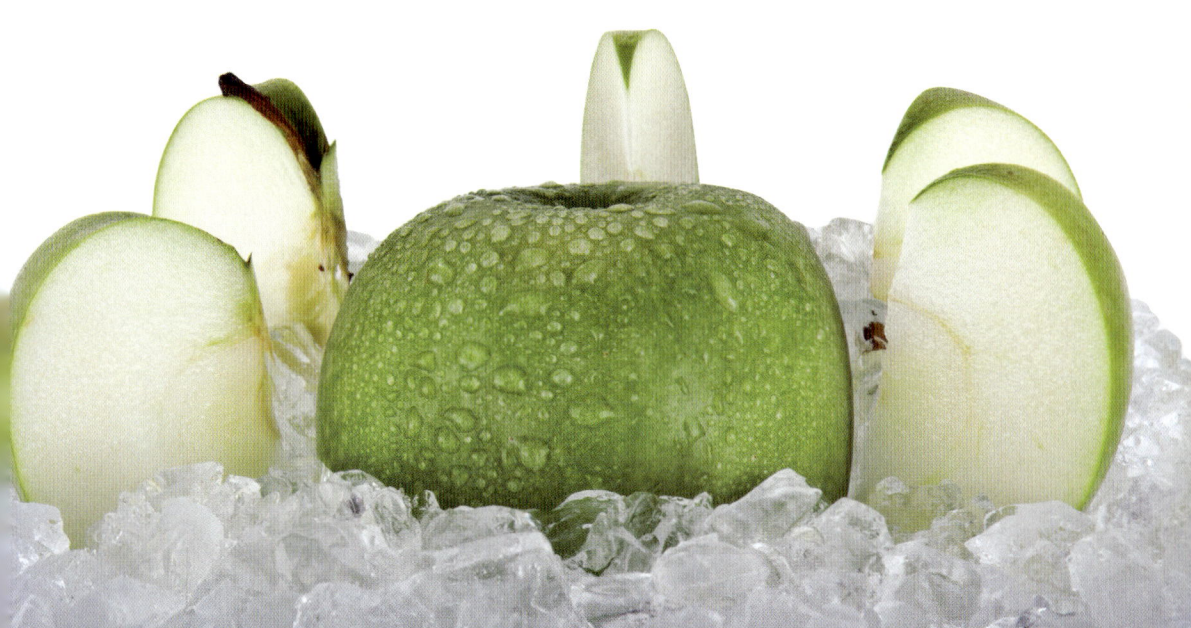

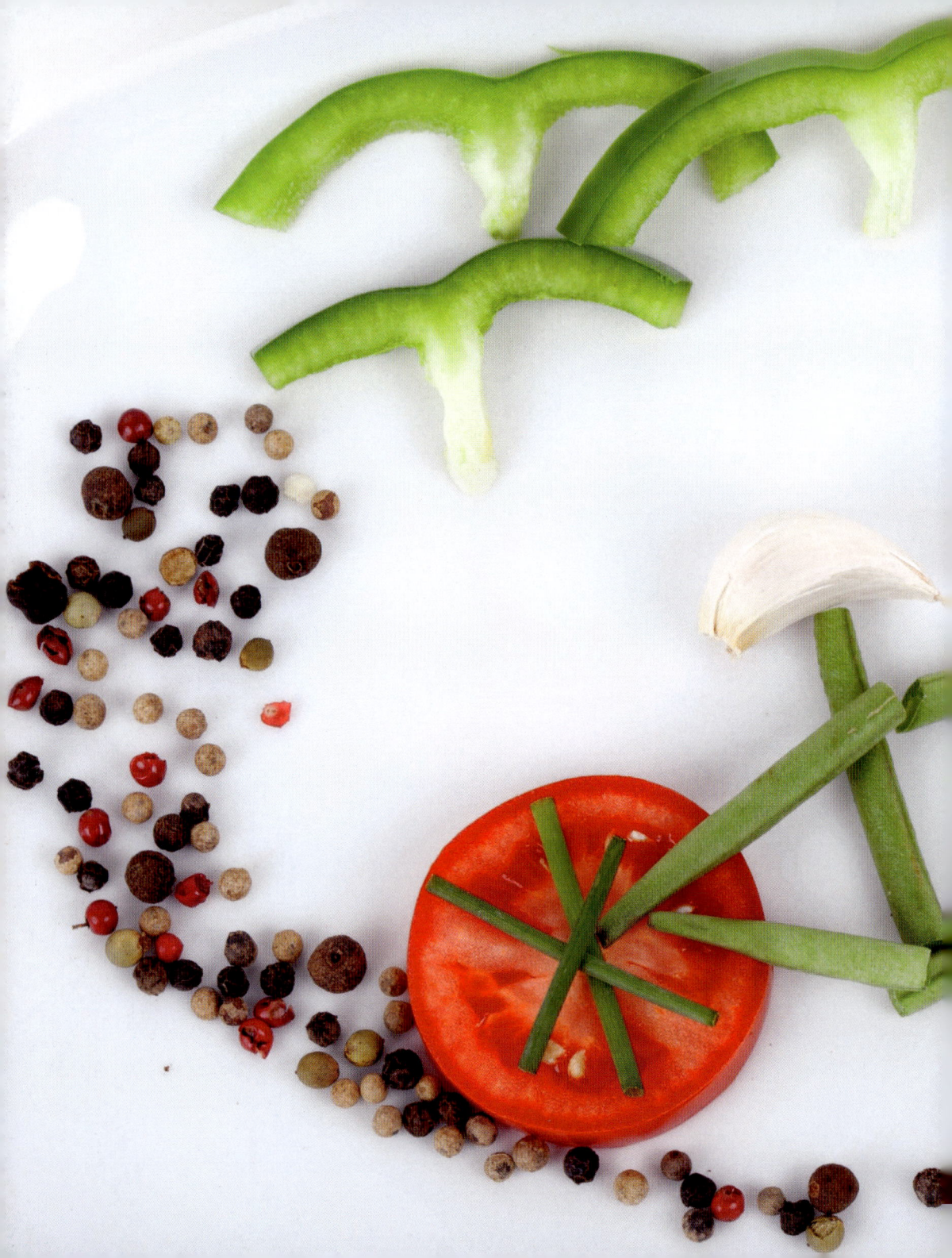

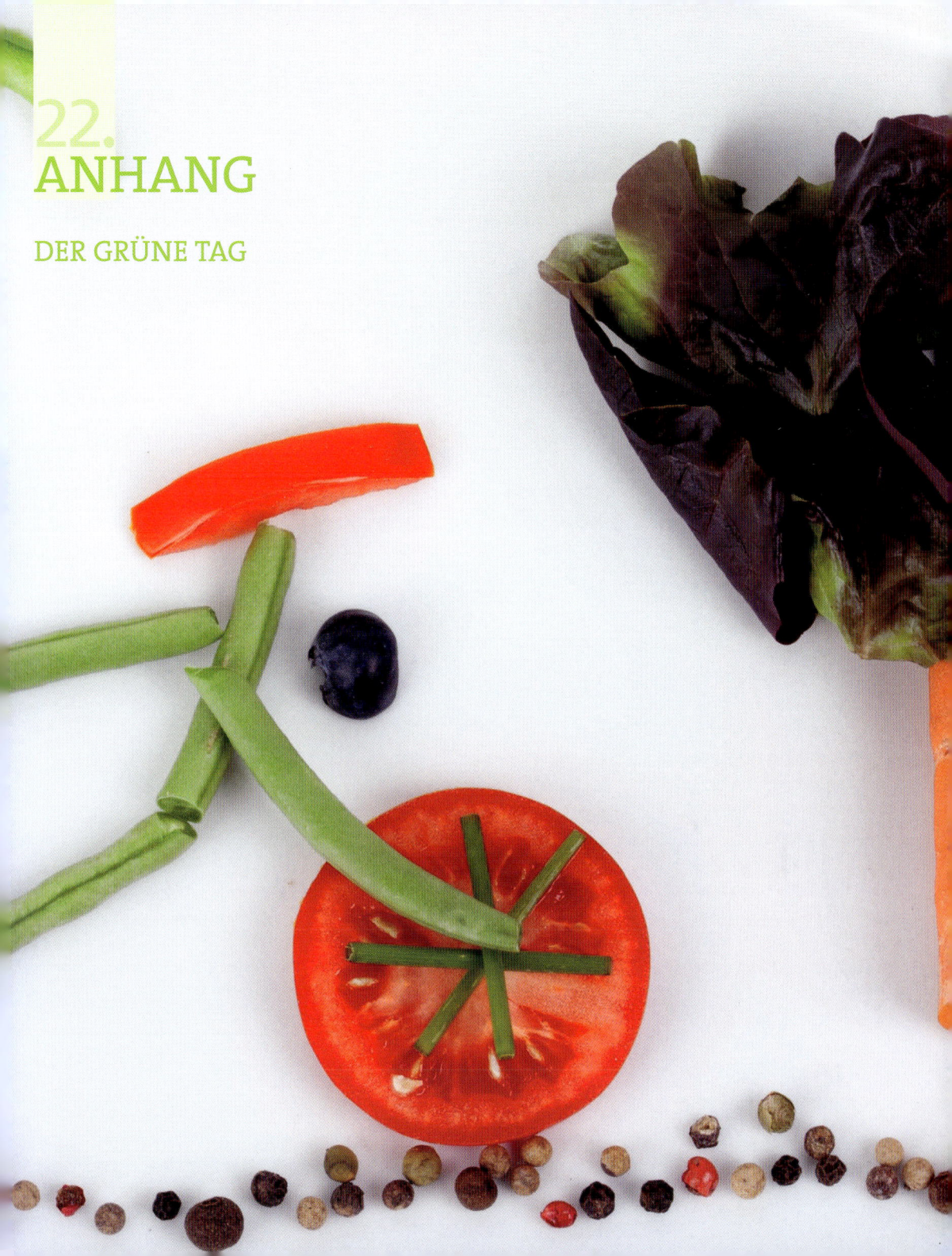

22.
ANHANG

DER GRÜNE TAG

6:00 Uhr – Frühstück	9:00 Uhr – Zwischenmahlzeit I	12:00 Uhr – Mittagessen
Glas Wasser 0,3l–0,5l**	Glas Wasser 0,3l–0,5l**	Glas Wasser 0,3l–0,5l**

Spiegel- oder gekochtes Ei | Hüttenkäse ● Brot glutenfrei ● Tomate & Salatgurke	**(Mager-)Quark (+ Chia-Samen)** → mit Wasser cremig schlagen ● Obst nach Wahl, vorzugsweise regional	**Rump- oder Filetsteak** ● Kartoffeln ● Gemüse ● Salat
Hüttenkäse | Bio-Geflügelwurst | Käse ● Brot glutenfrei ● Tomate & Salatgurke	**Eiweißshake (+ Chia-Samen)** → Eiweißpulver 80 % mit z.B. Wasser, Frisch- oder Mandelmilch shaken ● Obst nach Wahl, vorzugsweise regional	**Rump- oder Filetsteak** ● Risotto ● Steinpilze ● Salat
Hüttenkäse oder (Mager-)Quark ● Brot glutenfrei ● Honig	**Hüttenkäse** ● Nussmischung	**Hähnchen- oder Putenbrustfilet geschnetzelt** ● Curry ● Reis ● Salat

(Mager-)Quark (+ Eiweiß-Pulver 80 %)
→ mit Wasser cremig schlagen
● Obst nach Wahl, vorzugsweise regional

(Mager-)Quark (+ Eiweiß-Pulver 80 %)
→ mit Wasser cremig schlagen
● Obst nach Wahl, vorzugsweise regional
● Vollkornhaferflocken

(Mager-)Quark (+ Eiweiß-Pulver 80 %)
→ mit Wasser cremig schlagen
● Obst nach Wahl, vorzugsweise regional
● Vollkornhaferflocken
● Chia-Samen

►TIPP

Gib je nach Belieben eine kleine Menge Leinöl oder geschroteten Leinsamen zu den Haferflocken. Beide liefern wertvolle Omega-3-Fettsäuren.

Hähnchen- oder Putenbrustfilet
● Reis
● Gemüse

Kräuterquark
= (Mager-)Quark
→ mit Wasser cremig schlagen
● Zwiebel & Schnittlauch
● Leinöl
● Pfeffer & Salz
● dazu Folien- oder Pellkartoffel
● Salat

Rühreier
→ mit Zwiebeln & Pilzen
● Salzkartoffeln
● Salat

►TIPP

Infos zu Chia-Samen findest du unter www.boris-schwarz.de/ downloads.

►TIPP

Benutze bei der Zubereitung des Fleisches einen Grill oder eine beschichtete Pfanne und verwende vorzugsweise natives Kokosöl zum Braten. Vorsicht vor Frittiertem und Paniertem.

| Glas Wasser 0,3l–0,5l** | Glas Wasser 0,3l–0,5l** | Glas Wasser 0,3l–0,5l** |

Ei/er hart gekocht
- Nussmischung
- Karotten

Rindfleisch getrocknet
- Nussmischung

Kräuterquark
= (Mager-)Quark
→ mit Wasser cremig schlagen
- Zwiebel & Schnittlauch
- Leinöl
- Pfeffer & Salz
- Gemüsesticks als Fingerfood

Hüttenkäse | Bio-Geflügelwurst | Thunfisch (in Wasser)
→ geschnittene Tomaten zugeben
- Walnussöl & Balsamico
- Zwiebel, Chili & Ingwer

Hähnchen- oder Putenbrust-streifen
→ auf gemischtem Salat

Geflügelsuppe (Hähnchen- oder Putenbrustfilet)
→ in Wasser garen
- Gemüsebrühe
- Gemüse

Hähnchen- oder Putenbrustfilet
→ überbacken mit Tomate & Mozzarella
- Gemüse

Lachsfilet
- Spinat

Räucherlachs
→ mit Sauerrahm erwärmen
- auf Spinat geben

Anti-Muskelkater-Shake (+ Chia-Samen)
→ Eiweißpulver 80 % mit z.B. Wasser, Frisch- oder Mandelmilch shaken
- Walnussöl

(Mager)Quark (+ Eiweiß-Pulver 80 %)
→ mit Wasser cremig schlagen
- Walnüsse

Harzer Käse
- Zwiebeln
- Walnussöl

➡ TIPP

Falls dir der Eiweißshake und Quark als Spätmahlzeit nicht schmecken sollten, wähle einfach einen Vorschlag aus den Zwischenmahlzeiten ohne Kohlenhydrate.

➡ TIPP

Generell können die Gerichte der Zwischenmahlzeiten I+II untereinander ausgetauscht werden.

➡ TIPP

Die fehlenden Mengenangaben bei den Rezepten sind so gewollt, da ich weder deinen Bedarf noch deinen Stoffwechsel kenne. Iss insbesondere abends verhalten; einzige Ausnahme: Gemüse darfst du in Unmengen verzehren. »Lieber halb so oft, dafür doppelt so gut.« Achte beim Einkauf auf Qualität. Und das nicht nur beim Fleisch. Kaufe regionales Obst, Gemüse und Eier beim Bauern oder im Biomarkt.

* keine Kohlenhydrate mehr, kein Alkohol, keine Fruchtsäfte, kein Obst, dafür hochwertiges Eiweiß

** Trinke 30–40 ml Wasser je Kilogramm Körpergewicht und Tag.

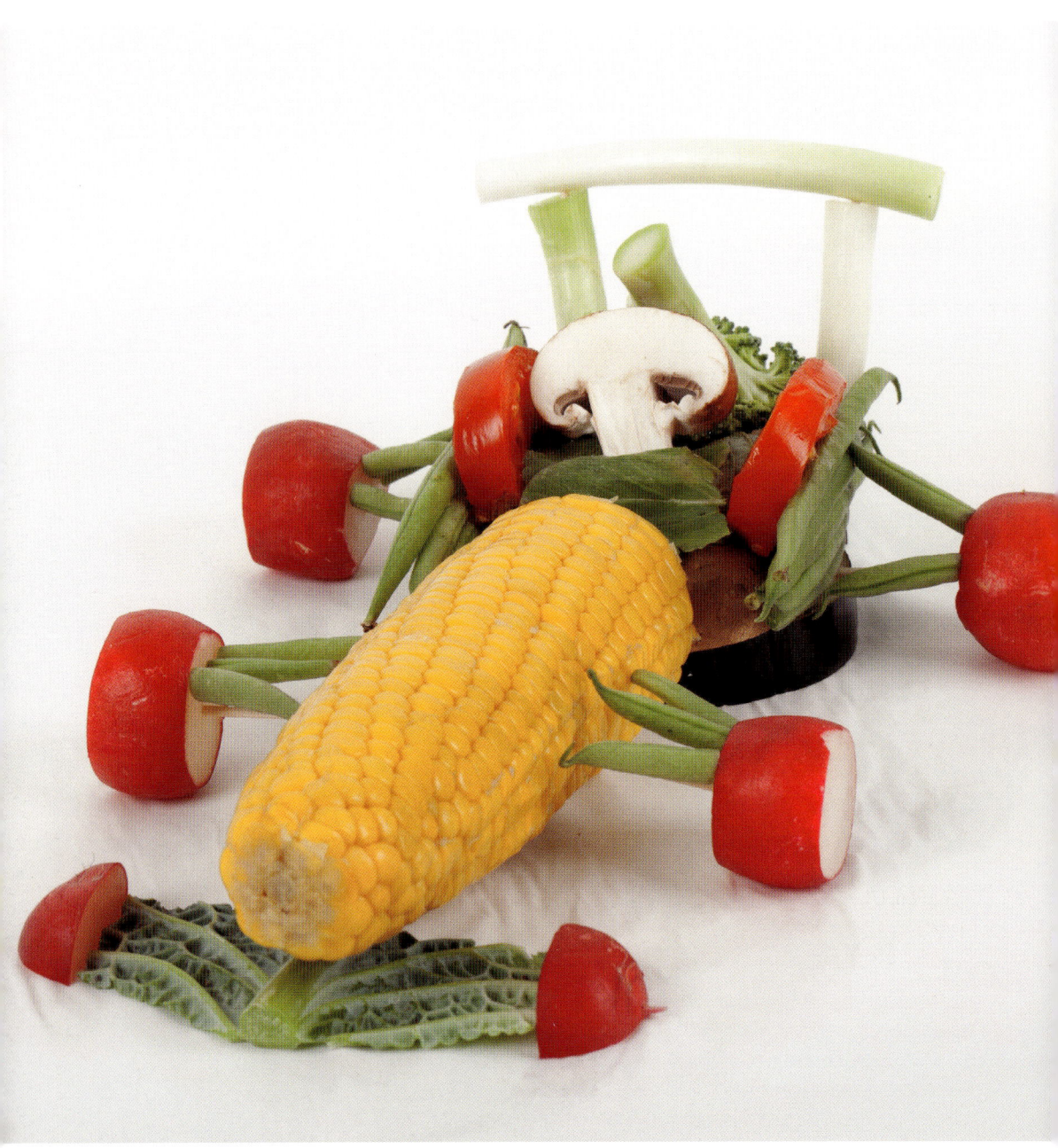

BUCH-EMPFEHLUNGEN

Essen erlaubt!
Patric Heizmann
Heyne Verlag 2015
ISBN 978-3453603769

Darm mit Charme: Alles über ein unterschätztes Organ
Giulia Enders
Verlag Ullstein 2014
ISBN 978-3550080418

Das große Laufbuch: Vom richtigen Einstieg bis zum Marathon
Herbert Steffny;
Südwest Verlag 2014
ISBN 978-3517086422

DIE DR. FEIL STRATEGIE – Arthrose und Gelenkschmerzen überwinden
Wolfgang Feil, Uli Brüderlin, Friederike Feil
Verlag Forschungsgruppe Dr. Feil 2014
ISBN 978-3000401916

Dumm wie Brot: Wie Weizen schleichend Ihr Gehirn zerstört
Dr. David Perlmutter, Kristin Loberg
Mosaik Verlag 2014
ISBN 978-3442392575

Sie sind nicht krank, sie sind durstig!
Dr. med. F. Batmanghelidj;
VAK Verlags GmbH 2014
ISBN 978-867311199

Weizenwampe: Warum Weizen dick und krank macht
Dr. med. William Davis
Goldmann Verlag 2013
ISBN 978-3442173587

Die neue Anti-Krebs-Ernährung: Wie Sie das Krebs-Gen stoppen
Johannes Coy
Gräfe und Unzer Verlag GmbH 2012
ISBN 978-3833827310

Krebszellen lieben Zucker – Patienten brauchen Fett
Ulrike Kämmerer, Christina Schlatterer, Gerd Knoll
Verlag Systemed 2012
ISBN 978-3927372900

DANKSAGUNGEN

von Boris Schwarz:

Folgenden Menschen habe ich sehr viele wertvolle Anregungen, Ideen, Inspirationen und Unterstützung zu verdanken:

Norbert Lochmann, Fotograf
»Danke Norbert für deine Geduld mit mir – ich weiß, dass es manchmal nicht einfach ist, es mir »recht« zu machen. Ohne dich wäre dieses Projekt niemals zustande gekommen – deshalb möchte ich dir ein ganz herzliches Dankeschön sagen!«

Dr. med. Uwe Speier, Allgemein- und Sportmediziner /Marathon- und Ironman-Kollege
»Vielen Dank lieber Uwe für deine kritischen Anregungen sowie die »wissenschaftliche Freigabe« meines Buches – danke & Kette rechts mein Freund!«

Dipl. oec. Andreas Scholz, Figurmacher und Buchautor
»Andreas, du wandelndes Lexikon, vielen, vielen Dank für deine motivierende Unterstützung zu meinem Buch – danke!«

Patric Heizmann, Entertainer und Buchautor
»Patric, auch an dich geht ein herzliches Dankeschön für deine positiven und inspirierenden Worte zu meinem Buch – danke!«

Andreas Bredenkamp, Diplom-Sportwissenschaftler und Buchautor
»Lieber Andreas, mein erstes Buch zum Thema Training und Ernährung habe ich vor über 20 Jahren gelesen – der Autor: Andreas Bredenkamp. Umso mehr erfüllt es mich heute mit Stolz, dich inzwischen persönlich zu kennen und auch von dir ermunternde Worte zu meinem Buch erhalten zu haben – danke dafür!«

Michael & Lidia Kleinhanß, PEP Food Consulting
»Lieber Michael, auch dir möchte ich ganz herzlich Danke sagen, schließlich habe ich von dir vor über 20 Jahren mein Ernährungsbasiswissen erlangt – danke auch an deine Frau Lidia!«

Alexander Dillmann, Geschäftsführer myline® und Buchautor
»Alex, auch an dich geht ein besonderer Dank, schließlich warst du einer der Motoren für die Idee zu meinem Buch – danke!«

Horst Madloch, Qualitätsmanager
»Horst mein Freund, vielen Dank, dass du dir immer die Zeit genommen hast um den Text auf Herz und Nieren zu prüfen – vielen, lieben Dank!«

Zu guter Letzt möchte ich den größten Dank meiner Lebensgefährtin Marietta aussprechen: »Danke, dass du es immer ertragen hast, wenn ich jede freie Minute unserer gemeinsamen Freizeit geopfert habe, um an meinem ersten Buch zu schreiben und auch, dass du immer ohne zu murren die frisch geschriebenen Kapitel auf Verständlichkeit gelesen hast und ehrliche, konstruktive Kritik geäußert hast – danke mein Engel!«

von Norbert Lochmann:

Als Erstes möchte ich meiner Familie und Partnerin danken, die mir mit viel Verständnis, Rat und Tat zur Seite standen – vielen lieben Dank!

Auch **Stephan Lohmann** und **Christian Ambach** danke ich herzlich für ihre stetige und mentale Motivation – danke euch beiden!

Ein besonderer Dank gebührt vor allem meiner Tochter Ines, die mit unermüdlichem Einsatz in jeder freien Minute mit ihren Modellen und Ideen dieses Projekt bereichert hat – vielen, vielen Dank!

Zu guter Letzt bedanke ich mich natürlich recht herzlich bei all meinen Models für ihre Geduld und Einsatzbereitschaft für dieses Projekt – Dankeschön!

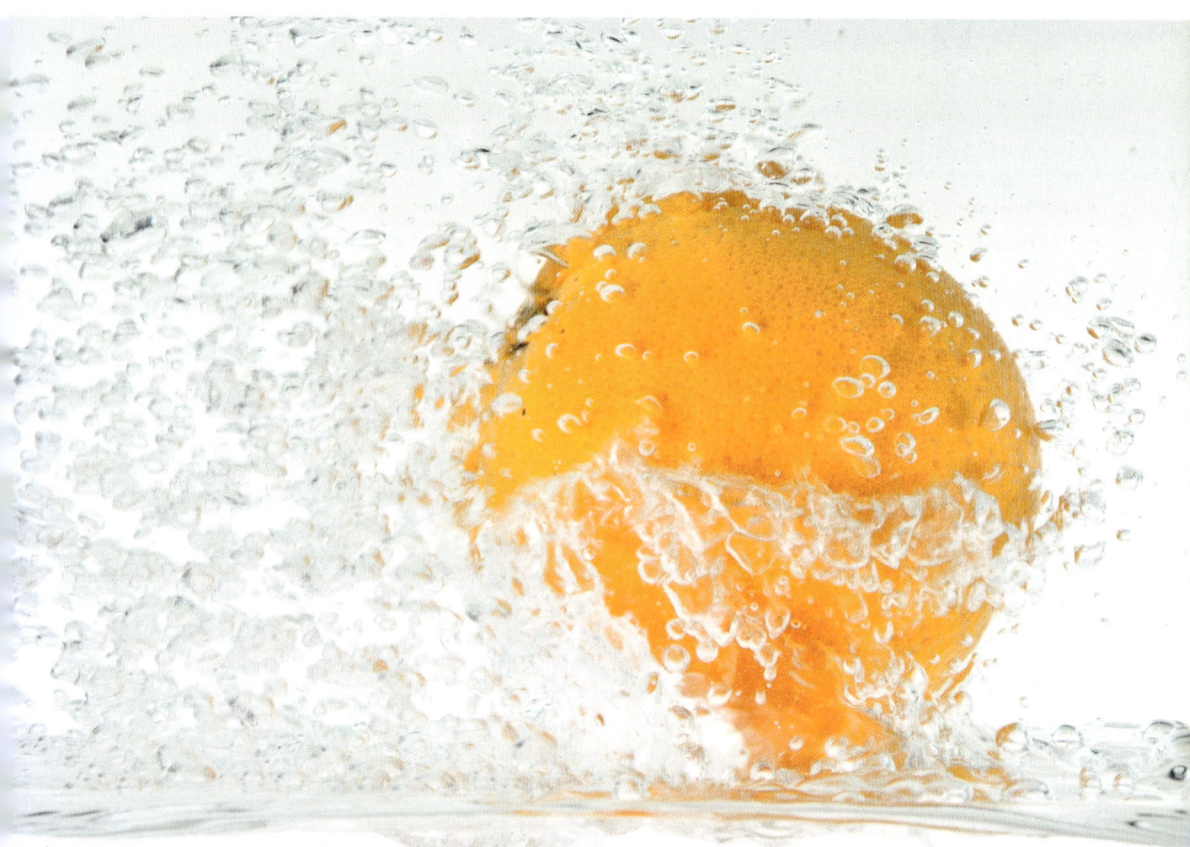

WEITERE INTERESSANTE BÜCHER ZUM THEMA

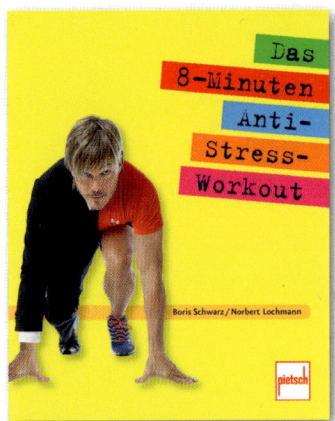

Der Fitness- und Gesundheitsexperte Boris Schwarz bietet ein praxiserprobtes Konzept zur Stressbewältigung an.
160 Seiten, 166 Bilder,
Format 170 x 210 mm
ISBN 978-3-613-50739-5
€ 14,95 / € (A) 15,40

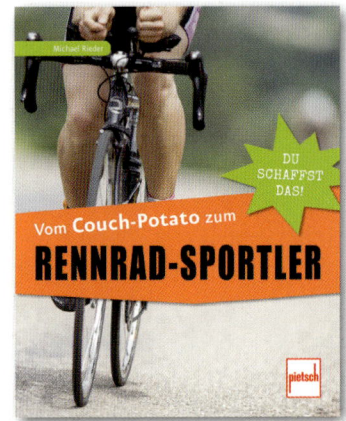

Umfangreiche Infos zu Training und Technik, ergänzt durch eine Vielzahl von Skizzen und Tabellen.
144 Seiten, 166 Bilder,
Format 170 x 210 mm
ISBN 978-3-613-50799-9
€ 14,95 / € (A) 15,40

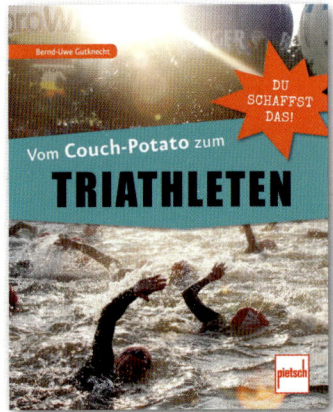

Wichtige Infos und Ratschläge für zukünftige Triathleten von einem erfahrenen Dreikämpfer.
144 Seiten, 148 Bilder,
Format 170 x 210 mm
ISBN 978-3-613-50792-0

€ 14,95 / € (A) 15,40

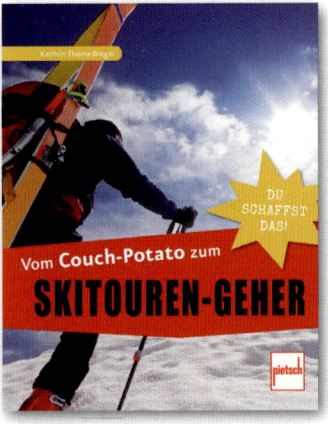

Eine erfahrene Tourengeherin informiert über Ausrüstung, Sicherheit, Techniken und Trainingspläne.
144 Seiten, 138 Bilder,
Format 170 x 210 mm
ISBN 978-3-613-50804-0

€ 14,95 / € (A) 15,40

Stand November 2015
Änderungen in Preis
und Lieferfähigkeit vorbehalten.

Überall, wo es Bücher gibt, oder unter
WWW.PIETSCH-VERLAG.DE
Service-Hotline: 0711 / 78 99 21 51

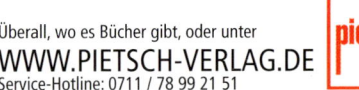